JN096116

疾病の成立と回復促進

―人体の構造と機能及び疾病B―

岡田　忍・佐伯由香

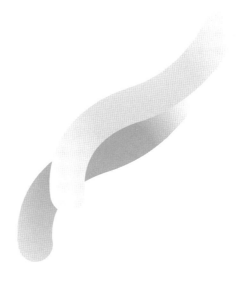

まえがき

　「疾病の成立と回復促進」は，科目名にあるように代表的な疾病の発生機序と身体内部で起こっている変化，疾病の回復過程を促進するために実施される治療について学修する科目です。看護師資格の取得を目指している准看護師の方が学んでいる看護師養成施設の卒業単位としても認められていることから，主に看護学生の方を対象に国家試験の出題基準を意識して構成されています。もちろん，それ以外の方にとっても，疾病に対する理解を深め，ご自身の健康を守るために活用していただける内容になっています。

　平成27年度から特定行為に係る看護師の研修制度が開始されました。この制度は，介護・医療の不足が懸念される2025年に向けてさらに在宅医療などを推進していくために，医師や歯科医師の判断を待たずに，一定の診療の補助（特定行為）を実施できる看護師を養成することを目的としています。この制度によって治療とケアが統合され，必要な医療がタイムリーに提供されることが期待されます。特定行為に係る看護師の研修では，特定行為を実施するためのスキルだけでなく，臨床推論，つまり対象者の病態を的確に把握し，この対象者に対して特定行為を実施することが適切なのかを判断する力を養います。臨床推論を行うためには，疾病についての多くの引出しを持っていること，そしてその引出しにはちゃんと必要な知識（疾病の病態生理）が収納されていることが必要となります。つまり，疾病の病態生理に対する理解なしに臨床推論を行うことはできないのです。臨床推論は特定行為の実施だけでなく，看護職として必要な能力であり，特に在宅医療の場では，常に医師がいる病院以上にその力が求められるでしょう。

　この科目では，ページ数や放送時間の関係から，一部の代表的な疾患について解説するにとどまっています。しかしながら，テキストに記載されている疾病以外の疾病を理解するうえで基本となる内容は網羅していると思いますので，これからより深く疾病の病態生理を学ぶための導入科目となれば幸いです。

2021 年 2 月

岡田　　忍

佐伯　由香

目次

1 │ イントロダクション
細胞・組織障害と再生・修復

岡田　忍

《目標 & ポイント》
この章では，疾病を引き起こすさまざまな原因のなかで，現在特に重要と思われる生活習慣要因，個々の疾病を理解するための基礎として，疾病の原因が加わった時に細胞・組織に生じる変化と細胞・組織が変化に適応し，障害を修復する過程について学ぶ。疾病の発生機序，回復過程を理解していると，疾病の発生を防いだり，回復を促進するにはどのように生活を整えていけばよいかがみえてくる。このことは，なによりも看護の対象者にとって大きな意味を持つ。
《キーワード》　病因，変性，萎縮，壊死，アポトーシス，再生，肥大，過形成，創傷治癒

1. 疾病とは

　図1-1の薄井のライフサイクルモデル[1]から疾病とはどのような状態か考えてみよう。ライフサイクルモデルでは，人の一生を24時間の生活の連続と捉え，その生活のなかで生命力を脅かす力が，人に生物として備わった生命力（自然力）を上まわった結果，本来の健康な状態が損なわれた状態を疾病と捉える。健康な状態と疾病は連続しており，疾病にはその回復過程も含まれている。治療が健康を脅かす力をターゲットとし，これを除こうとすることで疾病からの回復を促すものとすると，ケアは生活の調整を通じて，生命力に働きかけ，人が本来持つ生命力を高

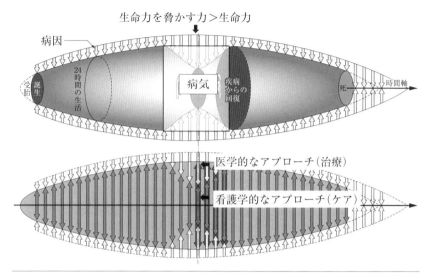

図 1-1　ライフサイクルモデルから見た疾病
（引用文献 1 より一部改変）

めることで回復を促す行為と捉えることができる。

　生命力はピークを迎えた後，死へと向かって次第に減少していく。高齢化社会で目指す健康寿命の延伸とは，生命力の減少を最小に抑え，できるだけ疾病のない状態で生物としての寿命を全うできるかということであろう。

2. 疾病の原因

　疾病の原因は，元々その人に備わっている疾病になりやすい素質である内的要因と病原微生物，毒物などの化学物質，紫外線，外傷といった外的要因に分けられる。内的要因には遺伝的要因が大きくかかわっている。近年，遺伝子と疾病の関連についての研究が大きく進み，遺伝子を

調べることで疾病のなりやすさや薬の効果などもある程度予測できるようになってきた。その一方で，遺伝的要因があっても必ずしも疾病を発症するとは限らず，食事や運動，喫煙，飲酒といった後天的な要因が重要であることが明らかになっている。たとえば，2 型糖尿病は元々インスリン分泌量が少ないなどの遺伝的要因があっても，食事や運動に注意してインスリン抵抗性（インスリンの効き目が悪くなること）を増大させないようにすることで発症を予防することができる。

　また，現在日本が直面している超高齢社会においては，これらの原因に加えて老化という避けることのできない要因を背景に発症する疾患がますます増加してくると予測される。厚生労働省の平成 30 年（2018）人口動態統計月報第 6 表 死亡数・死亡率（人口 10 万対），死因簡単分類別[2]を見ると，呼吸器系の疾患 14.0%のうちの 2.8%は嚥下機能の低下によって発生する誤嚥性肺炎である。老化を背景に発生する疾患は，老化が生理的な現象である以上治癒することは困難であり，現在の状態を維持できるよう，あるいはできるだけ自然に近い死を迎えられるよう生活を調整していくことが重要となる。

3. 細胞・組織の障害

　疾病を理解するために，さまざまな疾病の原因が適応の限界を超えて細胞に加わった時に細胞やその集まりである組織にどのような変化が生じるのかを理解しておく必要がある。細胞・組織の障害は，病因が除かれれば回復する可能性のある変性と細胞・組織の死である壊死（えし）に分類される。さらに細胞の死については壊死以外にもいくつかのメカニズムがある。

4

（1）変性

　変性は，細胞に生じた機能の障害に応じて，細胞内にさまざまな物質が貯留してくる。ショックの時に腎臓の尿細管にみられる水腫（空胞）変性では，酸素不足によって細胞内から Na イオンを汲み出すポンプの機能が障害され，細胞内に Na イオンと水が貯留してくる。その他，細胞内に中性脂肪が蓄積する脂肪変性，線維素（フィブリン）を含む血漿成分が細動脈の血管壁に浸みだして起こる類線維素（フィブリノイド）変性などがあげられる。

（2）壊死とその他の細胞死
a）壊死

　細胞に加わる障害が高度な場合に起こる細胞の受動的な死で，原因としては酸素不足が多い。例として心筋梗塞の時に起こる心筋の死があげられる。図 1-2 に示すように細胞は膨れて細胞内小器官は崩壊・消失し，細胞内小器官であるリソソームから放出された酵素によって周囲の細胞も傷害され，周囲に炎症を引き起こす。

　細胞は主にタンパク質からできているので，壊死した組織では，タンパク質が変性・凝固して水分が失われる凝固壊死が起こるが，神経組織のようにタンパク質が少ない組織では壊死組織が融解して液状となり融解壊死と呼ばれる。壊死した組織に嫌気性細菌の感染が加わると急速に組織の破壊が進行し，壊疽となる。

b）アポトーシスとその他の細胞死

　細胞が自ら備えているプログラムを働かせて能動的に死ぬ場合をアポトーシスと言い，発生・分化の過程で不要な細胞，遺伝子に異常を持つ細胞を除くなど，細胞が死ぬことが個体にとっては有利に働くような状況で起こる。壊死と異なり細胞質は次第に縮小，核が断片化し，アポトー

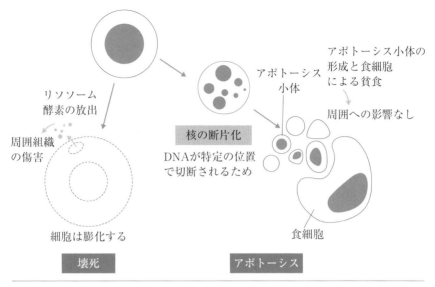

リソソーム
酵素の放出

周囲組織
の傷害

細胞は膨化する

アポトーシス
小体

核の断片化

DNAが特定の位置
で切断されるため

アポトーシス小体の
形成と食細胞
による貪食

周囲への影響なし

食細胞

壊死

アポトーシス

図 1-2　壊死とアポトーシスの違い
　　　（引用文献3より引用）

シス小体が形成される。アポトーシス小体はすぐに貪食され，周囲の組織に影響を及ぼすことはない（**図 1-2**）。

　これまでは，細胞の死が受動的なものか細胞に備えられたプログラムを用いた能動的なものかによって，細胞の死は壊死とアポトーシスに分類されていた。その後，新しい細胞の死の仕組みが発見され，現在では制御された死かどうかによって，コントロールされた細胞死（regulated cell death：RCD）とアクシデントによる細胞死（accidental cell death：ACD）に大別されている[4]。壊死はアクシデントによる受動的な細胞死である。コントロールされた細胞死には，アポトーシス以外にピロトーシス，ネクロトーシスなどが含まれる。アポトーシスが細胞膜の障害を伴わず，周囲の組織に影響を与えないのに対して，ピロトーシス，ネク

ロトーシスでは細胞膜の破綻を伴い，細胞内から放出された物質が壊死と同様に炎症を誘導する。

4. 萎縮

　一度正常な大きさまで発育した細胞，組織，器官の容積が減少することを萎縮と言う。正常な大きさまで発育しない場合は低形成，全く形成されなかった場合は無形成と言い，萎縮とは区別する。萎縮は障害ではなく，酸素供給や栄養の不足に対して細胞が適応した状態と考えられている。組織・器官が萎縮するメカニズムには組織・器官を構成する個々の細胞の大きさの減少によるものと，細胞の数の減少によるものの二通りが考えられるが，実際には両方が同時に起こっていることが多い。

　萎縮は，原因によって，老化など生理的な変化に伴う生理的萎縮（例：胸腺の萎縮），使わないことによる廃用性萎縮（例：ギプス固定後の骨の萎縮），圧迫による圧迫萎縮（例：水腎症の時の腎実質の萎縮），ホルモン刺激の減少により標的臓器に起こる内分泌性萎縮（例：性ホルモンの減少による生殖器の萎縮），神経からの刺激の減少により筋肉に起こる神経性萎縮，栄養の不足による栄養障害性萎縮などに分類される。循環障害による血流の不足も萎縮を引き起こす。老化による臓器の萎縮には，動脈硬化による血管の狭窄や閉塞による循環障害もかかわっている。

5. 再生と修復

　細胞・組織が壊死やアポトーシスによって失われても，人には失われた細胞・組織を再生・修復する力が備わっている。また，有害な刺激が繰り返し加わるとそれに適応して形態を変化させることがある。

（1）再生

　再生は，失われたものが完全に元通りになる完全再生と，完全には元通りにならない不完全再生に分類される。爪，毛髪，血球，表皮などのように生理的に寿命がある細胞・組織に起こる生理的再生は完全再生である。

　不完全再生は，組織の再生力がない，あるいは弱い場合や，欠損部が大きい場合に起こる。細胞・組織の再生力は，失われた細胞・組織がどれだけ特殊な構造・機能を持っているかが関係している。再生力のない細胞・組織は中枢神経細胞，心筋細胞，水晶体，再生力の弱い組織としては骨格筋，平滑筋があげられる。線維性結合組織や神経膠組織のように単に細胞の支持や栄養を担う組織は再生力が大きい。

（2）化生

　一度分化した組織が他の組織に変わることを化生という。代表的な例としては慢性萎縮性胃炎の胃粘膜上皮が腸型の上皮に変化する腸上皮化生，喫煙によって気道粘膜の円柱上皮が重層扁平上皮に変化する扁平上皮化生などがあげられる。細胞・組織が反復する刺激などに対して適応した状態と考えられている。

（3）創傷治癒（図1-3）

　創傷とは外から加わった力によって組織の連続性が断たれたり，組織が欠損した状態を言う。手術創や褥瘡など医療の場で創傷に遭遇する機会は多く，創傷の治癒過程を理解することは重要である。

a）肉芽組織と創傷治癒過程（図1-3）

　創傷の治癒では，組織の離断部・欠損部を埋めることが重要であり，この役割を担うのが肉芽組織と呼ばれる結合組織である。肉芽組織は，

8

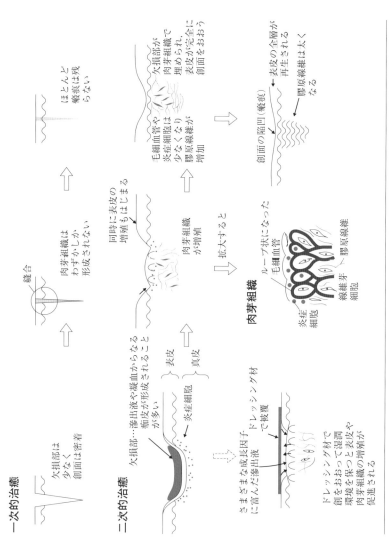

図 1-3　創傷の治癒過程

一次的治癒

欠損部は
少なく
創面は密着

縫合

肉芽組織は
わずかしか
形成されない

ほとんど
瘢痕は残
らない

二次的治癒

欠損部…滲出液や凝血からなる
痂皮が形成されること
が多い

表皮
真皮

炎症細胞

同時に表皮の
増殖もはじまる

肉芽組織
が増殖

拡大すると

肉芽組織

ループ状になった

炎症
細胞

毛細血管

線維芽
細胞

膠原線維

毛細血管や
炎症細胞は
少なくなり
膠原線維が
増加

欠損部が
肉芽組織で
埋められ、
表皮がほぼ完全に
創面をおおう

創面の陥凹（瘢痕）

表皮の全層が
再生される

膠原線維は太く
なる

さまざまな成長因子
に富んだ滲出液

ドレッシング材
で被覆

ドレッシング材で
創をおおって湿潤
環境を保つと表皮や
肉芽組織の増殖が
促進される

毛細血管，好中球や単球といった炎症細胞，線維芽細胞と線維芽細胞が産生した膠原線維などから構成される。毛細血管は肉芽組織の増殖に必要な酸素や栄養，壊死組織の除去や創面での感染防御に必要な炎症細胞を運ぶ役割を持つ。創傷の治癒過程で形成される肉芽組織の量は欠損部が小さく，創面が密着していると少なく，ほとんど瘢痕を残さない（一次的治癒）。欠損部が大きい場合は，形成される肉芽組織の量も多く，その結果瘢痕が形成される（二次的治癒）。

　以下に二次的治癒の過程を述べる。

①血管の収縮と凝固系によって損傷した血管からの出血が止まる。

②損傷した組織から放出された化学伝達物質によって炎症が起こる（第2章参照）。

③創部に遊走した好中球や単球によって凝血や滲出物，壊死組織が除去される。

④同時に肉芽組織が増殖し，欠損部を塞いでいくとともに，創縁では表皮の増殖も起こってくる。

⑤肉芽組織が完全に欠損部を埋め，創縁から増殖した表皮が創面を覆う。

⑥肉芽組織中の膠原線維が増加し，創面は少し陥凹して瘢痕が形成される。

　肉芽組織は，創傷の治癒だけでなく潰瘍や骨折の治癒，心筋など再生しない組織の修復，炎症で傷害された組織の修復にもかかわっている。組織の損傷が炎症を引き起こし，その結果肉芽組織が増殖して損傷部を修復するというプロセスは創傷治癒と共通である。

b）創傷治癒に影響する要因

　創傷治癒はさまざまな要因によって影響を受ける。治癒が順調に進んでいる創とは肉芽組織の増殖が良い創であり，そのためには増殖に必要

な酸素や栄養を運ぶ血流が十分にあること，肉芽組織の材料であるタンパク質が十分にあること（栄養状態が良いこと），感染がないことが必要である。これらの条件が満たされている肉芽組織は鮮やかな赤い色で弾力があり，創面の滲出液は少なく，透明である。逆に，血流が不十分で感染があり栄養状態が悪いと肉芽組織は灰白色でぶよぶよしており，滲出液は混濁して量も多い。その他，壊死組織，ストレス，糖尿病などの基礎疾患，創部に加わる圧力や摩擦，消毒薬も創傷の治癒を妨げる。

　現在では，創部をドレッシング材と呼ばれる創傷被覆材で覆い，創面を湿潤状態に保つことが一般的である。創面の滲出液には表皮の再生や肉芽組織の増殖を促すさまざまな成長因子が含まれており，創が乾燥して痂皮ができてしまうとこれらの物質が十分に作用できなくなり，肉芽組織や表皮の増殖が妨げられるためである。感染があると湿潤状態は逆に微生物の増殖を促進することになるので，ドレッシング材の使用に際しては感染がないことを十分に確認する必要がある。

6. 肥大と過形成

　臓器や組織の大きさが増加することを肥大という。臓器・組織が大きくなるメカニズムとしては，臓器や組織を構成する個々の細胞の大きさが増加する場合と細胞の数が増加する場合に分類される。前者を狭義の肥大，後者を過形成という。

　肥大・過形成をきたす原因としては，仕事量の増加によるもの（作業性肥大），ホルモンの分泌亢進によるもの（ホルモン性肥大）が考えられるが，仕事量の増加やホルモンの分泌亢進を引き起こしているのが生理的なものなのか，病的なものかによって肥大・過形成の影響は異なってくる。生理的な原因による肥大・過形成では原因が除かれれば臓器・組織の大きさは元に戻る。しかし，病的な原因によって起こる肥大は原因

を除くことが難しい場合が多く，その結果代償の限界を超えると臓器の機能障害が発生する。良い例は，高血圧による左心室の肥大である。高い血圧に抗して全身に血液を送るため左心室は作業性肥大を起こすが，高血圧が持続するとついに心拍出量を維持できなくなり，左心不全の状態に至る。

引用文献

1) 薄井坦子：看護のための疾病論 ナースが視る病気，講談社，12-13，1994
2) 平成 30 年（2018）人口動態統計月報年計（概数）の概況　第 6 表 死亡数・死亡率（人口 10 万対），死因簡単分類別　https://www.mhlw.go.jp/toukei/saikin/hw/jinkou/geppo/nengai18/index.html
3) 井上智子編集・監修：看護治療学の基本，pp 25-33，ライフサポート社，2013.
4) 伊藤隆史：ネクローシス・ネクロトーシスによる細胞死と炎症―鶏が先か卵が先か―. Thrombosis Medicine 6：206-209，2016

2 | 基本的な病変の発生機序

岡田　忍

《目標＆ポイント》
　疾病の発生機序には共通するメカニズムが存在し，さまざまな疾病を理解するためにはこの共通するメカニズムの理解が不可欠である。この章では，この共通のメカニズムである基本的な病変について学ぶ。
《キーワード》　循環障害，炎症，腫瘍，代謝障害，先天異常，老年症候群

1. 基本的な病変

　図 2-1 に基本的な病変の概要を示した。第 1 章で学んだ細胞障害がどのようなメカニズムによって引き起こされるのかによって，体液の循環の障害によって起こる循環障害，生体を構成する物質代謝の障害である代謝異常，出生前の異常によって生じる先天異常，老化を背景に発生する老年病に分類される。また，細胞の増殖に異常が起こった場合には腫瘍が発生する。炎症は，細胞や組織に障害を及ぼす因子を排除し，生じた障害を修復する防御反応である。

2. 循環障害

　循環障害は体液（主に血液）の循環の異常，その結果生じる病変である。

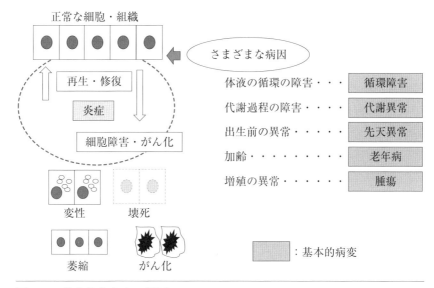

図 2-1　基本的な病変の概要

（1）充血とうっ血

　組織に流入する動脈血が増加した状態を充血，組織からの静脈の還流が障害された結果，組織に静脈血がうっ滞した状態をうっ血と言う。充血は，組織の機能亢進に伴う血流増加で一過性のことが多い。これに対して，うっ血では組織に酸素の少ない静脈血のうっ滞が持続し，低酸素や血管内圧の増加による影響が現れる。うっ血の原因としては，静脈内に血栓（（3）参照）ができたり，腫瘍が血管を圧迫するなどがあげられる。うっ血のなかで特に問題になるのは，右心不全で起こる全身性のうっ血，左心不全で起こる肺うっ血である（第 7 章参照）。

14

（2）出血と出血傾向

　出血とは赤血球を含む血液の全成分が血管外へ出ることを言い，血管の損傷がある破綻性出血と損傷のない漏出性出血に分けられる。漏出性出血は毛細血管に起こる出血で，毛細血管では内皮細胞の外側に基底膜しかないため血管内圧の増加や出血傾向があると赤血球が内皮細胞の隙間を通って容易に血管外に漏れ出てしまう。大量の出血によって循環血液量が減少したり，脳などの重要臓器に出血が起こると生命にかかわるため，出血では出血量と出血部位を見極め，速やかに対応することが重要である。

　出血傾向とは，出血しやすく，出血すると止血しにくい状態であり，出血性素因と言うこともある。原因としては止血の異常と血管壁そのものの異常が考えられる。止血の異常の原因はさらに止血機能の異常，血小板の異常に分けられる（第8章「造血機能の障害」参照）。血管壁の異常による出血傾向は，腸管出血性大腸菌（O157）などによる内皮細胞の傷害や基底膜の膠原線維の合成に必要なビタミンCの欠乏などで血管がもろくなることで発生する。

（3）血栓症と塞栓症，梗塞

　血栓とは，生体を循環している血液が心臓や血管内で凝固した塊で，血栓が形成された状態を血栓症と言う。塞栓とは，血流に乗って運ばれてきた非溶解性の異物を言い，塞栓によって血管が閉塞した状態が塞栓症である。塞栓の多くは，血栓の一部がちぎれたり，形成部位から遊離した血栓性塞栓である。たとえば下肢の静脈に形成された大きな血栓が遊離して塞栓になると肺動脈の太い枝を閉塞し，肺動脈塞栓症，いわゆるエコノミークラス症候群が発生する（第7章「循環機能の障害」参照）。

　他には骨折や外傷により血液中に混入した骨髄の脂肪組織や皮下脂

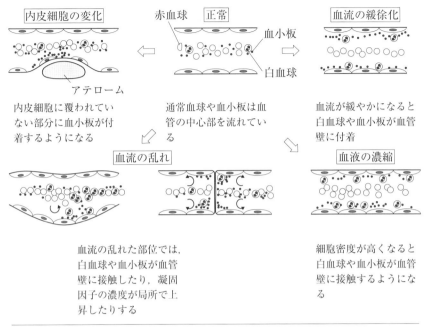

図 2-2　血栓の形成

肪，手術，分娩，静脈注射などで血液中に混入した空気，血管内に侵入したがん細胞，分娩時に母体の血管内に混入した羊水などが塞栓になる。

a）血栓の原因

　血栓の形成には**図 2-2** に示すように，血管の内側を覆う内皮細胞の損傷，血流の変化（血流が緩やかになる，停止する，乱れる），血液成分の変化（濃縮や凝固因子が増加する）が関係する。

　内皮細胞の損傷による血栓形成の例としては，粥 状動脈硬化症（アテローム動脈硬化症，第 7 章「循環機能の障害」参照）があげられる。粥状動脈硬化症では，アテロームによって内皮細胞が剝がれたり，アテ

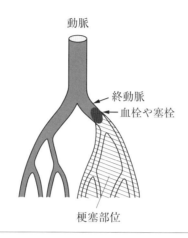

図 2-3　梗塞の発生

ロームが破れた部位に血栓が形成される。血流の変化による血栓の例は，長期臥床で下肢の静脈にできる血栓や，心房細動で心房内に生じる血栓などがある。血液成分の変化は，脱水による血液の濃縮，手術や出産後の反応性の血小板増加，播種性血管内凝固（第8章「造血機能の障害」参照）における血液中への凝固活性化物質の放出などで起こる。

b) 梗塞

　血栓や塞栓による最も重大な影響は，血栓や塞栓が組織に血液を供給する唯一の動脈（終動脈）を閉塞すると，組織の酸素不足（虚血）による壊死が起こることである。このような機序で発生する壊死を梗塞と呼び，終動脈の閉塞部を頂点としたくさび形を呈することが多い（図2-3）。

（4）傍側循環

　血栓や塞栓などによって本来の血行路に閉塞や狭窄が起こった時，血液が別の血行路を流れることを傍側（側副）循環と言う。代表的な傍側

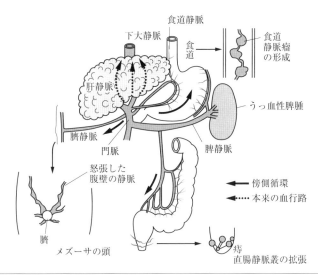

図 2-4　肝硬変における傍側循環

循環は，肝硬変で門脈→類洞→中心静脈→肝静脈→下大静脈→右心房という本来の血行路が障害され，門脈圧が亢進して形成されるものである（**図 2-4**）。傍側循環が形成されると血液の増加によって血管が拡張し，血管壁の薄い静脈では静脈瘤が形成される。肝硬変では食道静脈瘤が破裂すると大出血を起こす。

（5）浮腫

　組織の隙間や胸腔・腹腔などの体腔に水分が増加した状態を言う。血液と組織の間の水の移動は，微小循環系で行われるが，毛細血管と組織の間の水の移動をみると，動脈側では血管から組織へ，静脈側では組織から血管へと移動する。これは動脈側では血管から組織へ水を移動させる力である血管内圧が，組織から血管へ水を移動させる力である血液膠

質浸透圧よりも大きく，静脈側では逆に血液膠質浸透圧のほうが血管内圧を上回るためである。この他，組織の水の一部はリンパ管にも吸収されており，組織に貯留する水分が多くなるとリンパ管へ吸収される水分が増加し，浮腫に対する防御として働いている。

毛細血管静脈側の血管内圧の増加，血液膠質浸透圧の低下，リンパ管への吸収障害があると組織に貯留する水分が増加し，浮腫が発生する。血管内圧の増加は，血栓や腫瘍による静脈の閉塞，右心不全の時の全身のうっ血，心不全や腎不全による循環血液量増加などで起こる。血液膠質浸透圧は主に血液中のタンパク質の濃度によって決まるので，肝機能障害によるアルブミン合成の減少やネフローゼ症候群における尿中へのタンパク喪失などで低下する。リンパ管への吸収障害は，がんの手術の際のリンパ節郭清（がんが転移している可能性のあるリンパ節を摘出すること）後やリンパ管の狭窄・閉塞などで発生する。リンパ管への吸収障害による浮腫はリンパ（性）浮腫と呼ばれ，浮腫が持続することが多く組織の線維化が起こる。

胸腔，腹腔，心のう腔といった体腔に浮腫液が貯留した状態は腔水症と呼ばれ，貯留する浮腫液をそれぞれ胸水，腹水，心のう腔水と言う。肺胞腔への貯留は肺水腫と言う。また，右心不全で起こるものを心原性浮腫，腎臓に浮腫の原因があるものを腎性浮腫と呼ぶ。

（6）ショック

急激かつ高度な全身の有効循環血液量の減少によって，臓器・組織の血液の供給が低下し，重要臓器の機能障害をきたした重篤な病態をショックと言う。ショックは発生機序によって**表2-1**のように分類される。

表2-1　ショックの分類

分類	発生機序	疾患の例
循環血液量減少性（低容量性）ショック	循環血液量の減少	外傷による大出血 広汎な熱傷による体液の喪失
心原性ショック	心臓のポンプ機能の障害	心筋梗塞 心室細動などの重症不整脈
（心臓外）閉塞性ショック	肺動脈分岐部や大静脈など心臓外の太い動静脈の閉塞や心臓の拡張の障害	肺動脈塞栓症 緊張性気胸
血液分布異常性（血流分布不均衡性）ショック	血管の拡張による末梢への血液の貯留	アナフィラキシーショック 神経原性ショック 敗血症性ショック

3.　炎症

　炎症とは生体に加わった有害な刺激を排除し，傷害された組織を修復・再生しようとする生体の防御反応である。炎症はさまざまな原因によって起こるが，経過はほぼ共通しており，炎症の五大兆候と呼ばれる発赤，発熱，疼痛，腫脹，機能障害が見られる。炎症は，経過が速く症状が強い急性炎症と，症状はそれほど強くないが経過が長く不可逆的な慢性炎症に分類される。

（1）急性炎症
　急性炎症は以下のような経過をたどる（**図2-5** 参照）。
　①傷害された組織の炎症細胞から化学伝達物質（ケミカルメディエータ）が放出される。
　②細動脈，毛細血管，細静脈が拡張し，炎症部位が充血する。

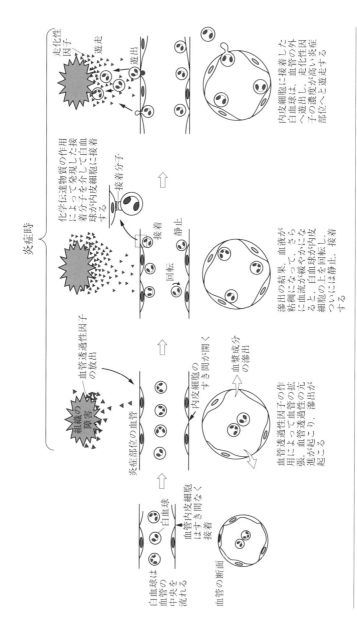

図 2-5　急性炎症における微小循環系の変化と白血球の遊走

③血管透過性が亢進し，血液中の液体成分が血管外にしみ出す（滲出）。

④炎症部位の血流が停止し，白血球が炎症部位の血管内皮細胞と接着する。

⑤白血球は血管外へ遊出し，炎症部位に遊走する。

⑥白血球により炎症の原因が排除され，肉芽組織によって傷害部位が修復される。

　炎症にかかわる細胞を炎症細胞と言い，炎症部位の組織に存在する肥満細胞（マスト細胞）や線維芽細胞，血液から炎症部位に遊走してきた白血球が含まれる。化学伝達物質は炎症の進行にかかわる物質の総称で，その働きによって血管透過性因子，白血球走化性因子，炎症性サイトカインと成長因子などに分類される。血管透過性因子とは内皮細胞の隙間を広げて滲出を起こす物質で，代表的なものとして肥満細胞（マスト細胞）から放出されるヒスタミンや細胞膜のアラキドン酸に由来するプロスタグランジンがある。白血球走化性因子は，血管外に出た白血球を炎症部位に誘導する物質で，内皮細胞が産生するサイトカインであるインターロイキン8，補体の活性化により放出されたC5aなどが含まれる。成長因子は，肉芽組織の増殖を促して炎症部位の修復を促進する。急性炎症が原因によらずほぼ共通の経過をたどるのは，炎症が同じような炎症細胞と化学伝達物質によって進行するからである。

（2）全身性炎症反応症候群（SIRS）と代償性抗炎症反応症候群（CARS）[1]

　生体に敗血症などの重症感染症，外傷，重症膵炎などの高度な侵襲が加わった場合，免疫系細胞から血液中に大量の炎症性サイトカインが放出され，本来は局所の防御反応である炎症が全身で起こってしまう。この状態は全身性炎症反応症候群（systemic inflammatory response syndrome：SIRS）と呼ばれ，ショックや多臓器の機能障害をきたす可能性

が大きい重篤な状態である。一方，SIRS で炎症性サイトカインが過剰になるとこれに対する防御反応として炎症を抑える作用のある抗炎症性サイトカインが分泌されるようになる。その結果，抗炎症性サイトカインの作用が優位になった状態は代償性抗炎症反応症候群（compensatory anti-inflammatory response syndrome：CARS）と呼ばれる。CARS では免疫系が抑制されて感染に対する防御能が低下してしまい，SIRS の原因となった感染症がさらに難治化・重症化する可能性がある。

（3）慢性炎症

　急性炎症で炎症の原因を排除できなかったり，急性炎症で生じた免疫応答がさらに炎症を引き起こしたりすると急性炎症は慢性炎症へと移行する。炎症刺激が弱く，徐々に細胞・組織が傷害されるような場合には，最初から慢性炎症として発症する。たとえば，B 型肝炎ウイルス，C 型肝炎ウイルスの持続感染によって起こる慢性ウイルス性肝炎や，全身性エリテマトーデス，関節リウマチなどの自己免疫疾患（第 9 章「免疫機能の障害」参照）があげられる。

　慢性炎症では持続的に傷害される組織の修復のために肉芽組織が増殖し，炎症を起こしている臓器は次第に線維化して硬くなり萎縮する。急性炎症は炎症を引き起こした原因が除去されれば元通りに回復するが，慢性炎症は長い年月をかけて次第に進行する場合が多い。

　肉芽腫性炎は特殊な慢性炎症で，炎症の原因に特徴的な肉芽腫という病変を形成する。結核は代表的な肉芽腫性炎で，結核結節という肉芽腫が形成される（**図 2-6**）。結核結節の中心には乾酪壊死と呼ばれる結核菌を含む壊死巣があり，その周囲を類上皮細胞（マクロファージが上皮細胞のように互いに密に配列したもの）やラングハンス巨細胞（類上皮細胞が融合したもの），さらにその周囲をリンパ球が取り囲む。結核でこの

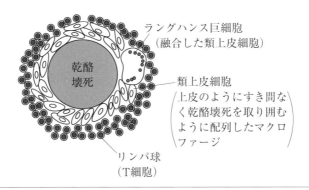

図 2-6　結核の肉芽腫（結核結節）

ような肉芽腫が形成されるのは，結核菌がマクロファージに貪食された
後も生き残ることができる細胞内寄生菌であることが関係している。結
核結節は，Ⅳ型アレルギー（第 9 章「免疫機能の障害」参照）のメカニ
ズムによって結核菌を類上皮細胞やラングハンス巨細胞で取り囲んで封
じ込めている状態と言えよう。

4.　代謝異常

　人の体を構成する脂質，糖質，タンパク，核酸などの量は異化（分解，
排泄）と同化（合成，摂取）のバランスによって一定に保たれている。
異化と同化のバランスが崩れるとこれらの物質の過剰や不足が起こり，
その結果としてさまざまな症状をきたした状態が代謝異常である。この
項では，代表的な代謝異常のメカニズムを中心に述べる。症状や治療に
ついては第 11 章「栄養バランスの障害」を参照してほしい。

（1）脂質異常症と脂肪肝
　血液中の脂質はリポタンパクという脂質とタンパクからなる微細な粒

子の状態で存在しており，役割，脂質の構成，サイズなどによってカイロミクロン，超低比重リポタンパク（very low density lipoprotein：VLDL），低比重リポタンパク（low density lipoprotein：LDL），高比重リポタンパク（high density lipoprotein：HDL）などに分類されている。脂質異常症は，そのうち LDL に由来する LDL コレステロール，中性脂肪（トリグリセリド）が過剰になった状態（高 LDL コレステロール血症および高トリグリセリド血症），あるいは HDL に由来する HDL コレステロールが不足した状態（低 HDL コレステロール血症）のいずれかに該当する状態を言う。さらに最近，総コレステロール値から HDL コレステロールの値を引いた non-HDL コレステロールが増加した状態（高non-HDL コレステロール血症）も脂質異常症に加わった。

　なお，LDL コレステロール，HDL コレステロールとはそれぞれ LDL，HDL に由来するコレステロールという意味であり，コレステロールとしては同じ物質である。

　脂肪肝は肝臓に異常に脂肪が蓄積した状態で，一部は肝炎，肝硬変へと進行する。肝臓は小腸で吸収した脂肪を末梢組織が利用できるかたちにして血液中に送り出したり，脂肪組織の分解によって生じた遊離脂肪酸をエネルギーに変えるなど，脂質代謝の中心的役割を担っているため，これらの経路のどこかに障害があると肝臓に脂肪が蓄積することになる。原因としては，アルコールの過剰摂取，肥満，糖尿病，薬剤などがあげられる。以前はアルコールによるものが多かったが，近年は肥満や糖尿病による非アルコール性脂肪性肝障害（non-alcoholic fatty liver disease：NAFLD）が増加している。

（2）糖尿病

　糖尿病とは，血糖値を低下させる唯一のホルモンであるインスリンの

作用不足による高血糖の持続とそれに伴う代謝異常によってさまざまな
症状を呈する疾患群を言う。糖尿病をきたすような疾患のない一次性糖
尿病と妊娠や他の疾患によって発生する二次性（続発性）糖尿病に大別
されるが，通常は前者を指す。（一次性）糖尿病はインスリンの分泌が不
足し，インスリンを補充する必要のある 1 型糖尿病と，インスリンの効
き目が悪くなるインスリン抵抗性が関係する 2 型糖尿病に分類される。
2 型糖尿病の発症には遺伝的要因と生活習慣が関係し，罹患者数・予備
軍が増加している。

（3）低タンパク血症・低アルブミン血症

　低タンパク血症は，タンパクの分解・喪失が合成・摂取を上回り，血
漿タンパクの減少をきたした状態で，いわゆる低栄養状態であることを
示している。血漿タンパクのうち最も多く，栄養状態に関係するのはア
ルブミンなので，低アルブミン血症とも言う。低タンパク血症があると，
成長停止，やせ，創傷治癒の遅延，易感染状態，血液膠質浸透圧の低下
による浮腫・腔水症が起こってくる。高齢者は，口腔機能の低下や嚥下
障害，活動量の減少などによって食事摂取量が減少し，低タンパク血症
に陥りやすく，これをきっかけにフレイル（第 11 章「栄養バランスの障
害」参照）という脆弱な状態に移行する可能性が高い。

（4）アミロイドーシス

　アミロイドーシスとは，アミロイド（類でんぷん質とも言う）という
正常組織には見られない異常な線維状のタンパクが肝臓や腎臓，心臓，
血管などに沈着した状態である。多発性骨髄腫や慢性の炎症などさまざ
まな原因でアミロイドのもとになるタンパクが増加し，重合・立体構造
の変化が生じて分解されにくくなった結果，組織に沈着してくる。アミ

ロイドの沈着した臓器・組織は固くなり，機能が障害される。

（5）痛風

　核酸はデオキシリボースまたはリボースという糖と塩基（アデニン，グアニン，チミンまたはウラシル，シトシン），リン酸から成っている。塩基のうちアデニンとグアニンをプリン体といい，核酸の分解によって生じるプリン体は尿酸として尿中に排泄される。核酸の代謝障害によりプリン体が過剰になると，血液中に代謝産物である尿酸が増加し（高尿酸血症），関節や組織に沈着する。この状態が痛風である。患者の大部分は男性であり，これは女性ホルモンが尿酸の尿中への排泄を促すように作用するためと推測されている。

　高尿酸血症をきたす原因としては肉類・魚介類など核酸を多く含む食品の過剰摂取，悪性腫瘍やその治療による細胞の破壊亢進，腎不全による排泄障害などがあるが，高尿酸血症があるからといって必ず痛風が発症するとは限らず，遺伝的な要因が関係していると考えられている。

5. 先天異常

　出生前の異常によって起こる形態や機能の異常を先天異常と言い，特に形態の異常をきたすものを先天奇形と呼ぶ。器官の形成が行われる時期（器官形成期）に催奇形因子が作用すると奇形が生じやすい。

　先天異常は，遺伝的要因，環境要因，両者の相互作用によって発生する。遺伝的要因によって発生する先天異常としては，一個の遺伝子の異常による単一遺伝子疾患や染色体の数や構造の異常による染色体異常がよく知られているが，最も頻度が高いのはからだの一カ所に形態の異常が起こる単発奇形で，複数の遺伝的異常に環境要因が加わって発症する多因子疾患と考えられている。環境要因では，感染症，抗がん剤などの

薬物，放射線，糖尿病が先天異常の発生にかかわっている。妊娠中や分娩時に母親から胎盤，産道を介して児が感染することで発生する先天異常は，原因微生物の頭文字をとって TORCH 症候群と総称されている。

（1）単一遺伝子疾患

異常遺伝子が存在する染色体と異常遺伝子のもつ遺伝情報の表れ方によって，常染色体優性（顕性）遺伝子疾患，常染色体劣性（潜性）遺伝子疾患，伴性劣性（潜性）遺伝子疾患に分類される。常染色体優性（顕性）遺伝子疾患は，異常遺伝子が常染色体に存在し，対立遺伝子の一方の異常（両親のどちらか一方から異常遺伝子を受け継ぐ）で発症する。常染色体劣性（潜性）遺伝子疾患も異常遺伝子は常染色体に存在するが，対立遺伝子の両方に異常がある場合（両親の両方から異常遺伝子を受け継ぐ）でないと発症しない。伴性劣性（潜性）遺伝子疾患は，X 染色体に異常遺伝子が存在するものである。常染色体劣性（潜性）遺伝子疾患，伴性劣性（潜性）遺伝子疾患には，異常な遺伝子を持っていても発症していないキャリア（保因者）が存在する。

（2）染色体異常

正常な染色体は 2 本が対になっており，減数分裂の時に 1 本ずつに分かれ，受精によって再び 2 本となる。減数分裂時に 23 対の染色体の中にうまく分離しない染色体があると，その染色体を 2 本もつ配偶子とその染色体を持たない配偶子が生じる。これらの配偶子が正常な減数分裂によって生じた 1 本の染色体をもつ配偶子と受精すると染色体数が 3 本（トリソミー），あるいは 1 本（モノソミー）しかない個体が生じることになる。常染色体，Y 染色体のモノソミーの個体は生存できないので，モノソミーが存在するのは X 染色体のみである。他に，染色体数は 2 本

だが，どちらの染色体も両親の一方のみからもらった片親性ダイソミーという状態がある。染色体異常の例としてはダウン症候群（21番染色体のトリソミー），ターナー症候群（X染色体のモノソミー）などがあげられる。

染色体の形態の異常には，染色体の一部の欠損，同じ遺伝子の重複，染色体の一部が別の染色体と結合したり，染色体の間で一部が入れ替わったりする転座などが含まれる。

（3）単発奇形

2016年のデータ[2]によると，奇形を持った児の出産頻度は2.59%と報告されており，発生頻度の高い単発奇形としては，心室中隔欠損や動脈管開存症などの先天性心疾患，口唇・口蓋裂，尿道下裂，鎖肛，多指症，水頭症，二分脊椎などがある。

6. 老化と老年症候群

超高齢化社会の到来とともに加齢に伴う生理機能の低下，すなわち老化を背景に発症する疾患が増加している。老化の進行には遺伝的要因や生活習慣要因が複雑に絡み合って影響しているとされる。デンマークの双子の追跡調査から，寿命に対する遺伝子の寄与率は約25〜35%であることが報告されており[3]，老化の速度は後天的な要因に左右される部分が大きいと推測される。個体の老化は細胞の老化によって起こるが，老化した細胞はアポトーシスやネクロトーシスによって除かれ，その結果臓器や組織の萎縮と機能低下が起こってくる。老化は全身で起こり，中枢神経系の老化では認知症，呼吸器系の老化では老人性肺気腫や気管支拡張症，筋・骨格系の老化ではサルコペニアや骨粗鬆症，変形性関節症，泌尿生殖器系の老化では腎硬化症や前立腺肥大，感覚器系の老化では老

人性白内障や難聴が発生する（個々の疾患の詳細については，それぞれ該当する章を参照）。

　このように老化を背景とする疾患は複数の臓器に発生し，治癒よりもいかに進行を遅らせるか，疾患を抱えた状態でいかに生活の質（QOL）を維持するかということが重要となる。老年症候群は，老化に伴って高齢者に現れる多臓器の機能障害，それによって発生するさまざまな疾患を1つの症候群として捉え，疾患個々ではなく全人的な治療が必要という考え方から生まれた概念である。たとえば，高齢者の肺炎は誤嚥性肺炎が多く，抗菌薬で一時的に治癒しても，肺炎の根本的な原因である嚥下機能の低下を改善しなければ再発を繰り返すことになるため，口腔リハビリや嚥下訓練，口腔ケアによる口腔の清潔の維持，栄養状態の改善も併せて行っていく必要がある。

7.　腫瘍

（1）腫瘍とは

　炎症や創傷治癒における細胞の増殖は傷ついた組織の修復という目的があり，修復が終了すれば増殖は止まる。これに対して腫瘍とは体の細胞の一部が宿主の制御を離れて無制限に増殖するようになったものである。正常な細胞がこのような性質を獲得するメカニズムについては，細胞の増殖にかかわる遺伝子（がん遺伝子）やDNAの傷を修復したり，異常な細胞をアポトーシスによって除く仕組みにかかわる遺伝子（がん抑制遺伝子）の変異が段階的に積み重なることによって，次第に腫瘍としての性質を獲得し，だんだん悪性度が高くなるという多段階発がん説が広く受け入れられている。

　腫瘍は，宿主に対する影響によって影響がほとんどない良性腫瘍と重大な影響を及ぼす悪性腫瘍に，また腫瘍のもとになった正常組織（母組

織あるいは発生母地）によって，上皮組織（外界と体の境界に存在する組織，表皮や呼吸器，消化器の粘膜など）から発生する上皮性腫瘍と上皮以外の組織から発生する非上皮性腫瘍に分類される。悪性上皮性腫瘍をがん（腫），悪性非上皮性腫瘍を肉腫と呼ぶ。悪性腫瘍全体を指して「がん」という場合もある。悪性腫瘍の大部分は上皮性腫瘍で肺がん，胃がん，大腸がん，乳がんなどはいずれも悪性上皮性腫瘍である。小児では，神経芽細胞腫や腎芽腫のように分化途中の細胞から発生する芽腫が見られる。統計では「悪性新生物」と表現され，厚生労働省の平成29年人口動態統計[4]によると悪性新生物（腫瘍）は男女とも死因順位の第1位であり，1年間で約37万人ががんで死亡している。

（2）腫瘍の形態

　白血病のような例外もあるが，通常，腫瘍は塊（大きいものを腫瘤，小さいものを結節と言う）をつくる。悪性腫瘍では周りの組織との境界が不明瞭で，また一般的に増殖が速いため，血管から離れた部位は栄養供給が追いつかず壊死に陥ることが多く，潰瘍をつくったり，腫瘍の中心部に壊死が見られる。

　組織のレベルで見ると，腫瘍は腫瘍細胞とその産生物から成る実質と腫瘍細胞を栄養する血管を含む線維性結合組織である間質から構成されている。上皮性腫瘍では腫瘍細胞は互いに接着し，胞巣を形成するため，実質（胞巣）と間質の境界は明瞭である。さらに上皮性悪性腫瘍では，実質が多く間質の少ないものを髄様がん，実質が少なく（胞巣が小さく）間質が腫瘍の大部分を占めるものを硬がんと言う（**図2-7**）。

　腫瘍組織はある程度母組織に似ており，その程度を分化度と言う。悪性腫瘍では母組織との隔たりが大きいが，その中でも母組織に比較的似ているものを高分化がん，母組織との隔たりが大きいものを低分化がん，

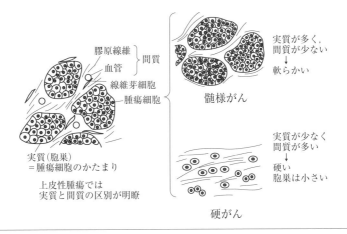

膠原線維
血管 } 間質
線維芽細胞
腫瘍細胞

実質（胞巣）
＝腫瘍細胞のかたまり

上皮性腫瘍では
実質と間質の区別が明瞭

髄様がん

実質が多く，
間質が少ない
↓
軟らかい

実質が少なく
間質が多い
↓
硬い
胞巣は小さい

硬がん

図 2-7　硬がんと髄様がん

両者の中間のものを中分化がんという。また，腫瘍細胞・組織は異型性
と呼ばれる正常な細胞・組織とは異なる形状を示す。たとえば，腫瘍細
胞では核が大きくなり細胞に占める割合［核/細胞質比（N/C 比）］が増
加する，核膜が肥厚する，核小体が目立つなどの変化が見られ，核分裂
像も観察される。さらに，上皮性腫瘍では腫瘍細胞がつくる腺などの構
造にも異常が見られる。一般的に分化度が低く，異型性の強い腫瘍ほど
悪性度が高い。

（3）腫瘍の増殖

　腫瘍細胞の発育の仕方は，境界が明瞭で風船を膨らませるように周囲
を圧迫しながら増殖する膨張（圧排）性発育と，境界が不明瞭で周囲の
組織を破壊し，その間に入り込むように広がっていく浸潤（破壊）性発
育に分類される（**図 2-8**）。前者は主に良性腫瘍で見られる発育で，悪性
腫瘍に見られる場合は悪性度が低く，予後がよいとされる。後者は悪性

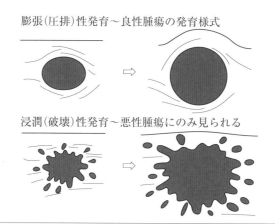

膨張（圧排）性発育～良性腫瘍の発育様式

浸潤（破壊）性発育～悪性腫瘍にのみ見られる

図 2-8　膨張性発育と浸潤性発育

腫瘍に特徴的な発育の仕方である。

　腫瘍の発生部位を原発巣と言うが，悪性腫瘍では腫瘍細胞が原発巣から血管やリンパ管などを介して他の臓器に運ばれ，そこで増殖して新たな腫瘍，すなわち転移巣を形成する。浸潤性発育をする悪性腫瘍でのみ認められる増殖の仕方であり，細胞間を接着させる分子（接着分子）の異常や周囲の組織を破壊する酵素の産生など，多彩なメカニズムがかかわっていることが明らかになっている[5]。腫瘍細胞の運ばれる経路によって，血液を介する血行性転移，リンパを介するリンパ行性転移，胸腔，腹腔といった体腔を介する体腔内性転移（播種）に分類される。接着分子の異常により周囲から離れやすくなった腫瘍細胞は，間質の細胞外基質を分解しながら血管やリンパ管に到達し，壁を壊して血液やリンパの流れに侵入し，転移先へと到達する（**図 2-9**）。血行性転移は，肺や肝臓，骨に好発するが，これは腫瘍細胞があらかじめこれらの臓器に対して転移しやすい微小環境を作り出すためと言われ，その機序について

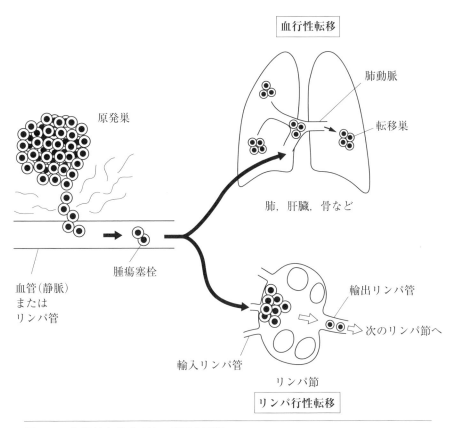

図 2-9 血行性転移とリンパ行性転移

も次第に明らかにされつつある[6]。リンパ行性転移では，原発巣に最も
近いリンパ節（センチネルリンパ節）に転移巣を形成した後，さらにリ
ンパ管を介してより中枢側のリンパ節へと転移していく。リンパ管は左
鎖骨静脈角で静脈に合流するので，リンパ行性転移が進行すると血行性
転移も起こってくる。体腔内性転移は，原発臓器の漿膜（腹膜や胸膜）
を破って体腔に到達した腫瘍細胞が体腔に播き散らされることによって

起こる。体腔に播き散らされた腫瘍細胞に対して線維素の滲出を伴う炎症反応が起こり，胸腔内への転移ではがん性胸膜炎，腹腔内への転移ではがん性腹膜炎が発生して胸水や腹水が貯留したり，臓器の癒着を起こしたりする。

　悪性腫瘍がどのくらい進行しているかは 0～Ⅳ期の病期（ステージ）によって表され，数字が大きいほどがんが進行している。病期は，原発巣の広がりや転移の程度を表す TNM 分類に基づき決定される。TNM 分類では，T は原発巣の大きさ・広がり，N は所属リンパ節への転移の有無・程度，M は遠隔転移（血行性転移）の有無を表している。悪性腫瘍ごとに詳細な基準が定められており，病期に応じた標準的な治療が示されている。

（4）腫瘍が及ぼす影響

　局所的な影響としては，圧迫や管腔臓器の閉塞，浸潤による周辺組織の破壊があげられる。たとえば脳腫瘍は頭蓋内という限られた空間に発生するため，頭蓋内圧が亢進して脳ヘルニアを起こす可能性がある。膵頭部に発生した腫瘍では胆道が閉塞され，閉塞性黄疸が発生する。

　全身への影響としては，増殖する腫瘍細胞にエネルギーを供給するため異化が亢進し，さらに食欲不振も重なって急激な体重減少が起こる。末期には高度のやせ，臓器の萎縮，著しい全身衰弱，貧血などを伴う悪液質と呼ばれる状態に陥る。

　内分泌臓器に発生する腫瘍は母組織と同じホルモンを産生するため，ホルモン過剰による症状が現れる。内分泌臓器以外の腫瘍でも腫瘍細胞がホルモンあるいはホルモン様タンパクを産生することがあり，腫瘍そのものによる症状以外にこれらのホルモン，ホルモン様タンパクの作用による症状が見られる。このように腫瘍が内分泌系などに影響を及ぼす

ことで原発巣または転移巣から離れた部位に生じる症状を腫瘍随伴症候
群と言う。代表的な例として，肺の小細胞がんが副腎皮質刺激ホルモン
（adrenocorticotropic hormone：ACTH）を産生することによって起こる
Cushing 症候群があげられる。

引用文献

1) 志賀英敏他：SIRS/CARS．ICU と CCU 26：503-509，2002
2) クリアリングハウス国際モニタリングセンター日本支部ホームページ：先天異
   常データベース．https://icbdsr-j.jp/2016data.html
3) Herskind AK et al：The heritability of human longevity：a population-based
   study of 2877 Danish twin pairs born 1870-1900. Hum Genet 97：319-323, 1996
   Reprinted by permission from Springer Nature：
   The heritability of human longevity, Herskind A. K et al, COPYRIGHT 1996
   Arranged though Japan UNI Agency, Inc., Tokyo
4) 厚生労働省：平成 29 年（2017）人口動態統計（確定数）の概況　第 6 表 性別に
   みた新順位（第 10 位まで）別死亡数・死亡率（人口 10 万対）・構成割合. https://
   www.mhlw.go.jp/toukei/saikin/hw/jinkou/kakutei17/dl/10_h6.pdf
5) 村上善則：がん転移における細胞接着分子の異常. 日本臨牀 75（増刊号 8）：144-
   149，2017
6) 百瀬采音，星野歩子：がん細胞由来エクソソームに発現するインテグリンによ
   る臓器特異性転移. がん分子標的治療 15：300-304，2017

参考文献

・秦　順一監修，坂本穆彦編集：標準病理学第 3 版，医学書院，2006
・井上　泰：疾病論—人間が病気になるということ第 2 版，医学書院，2011
・細田泰弘監訳：イラスト病理学第 3 版，文光堂，1997
・渡辺照男編集：カラーで学べる病理学第 5 版，ヌーヴェルヒロカワ，2019
・Hansen JT et al：Netter's Clinical Anatomy. Icon Learning Systems LLC,
  Carlstadt, 2005

3 | 健康状態を脅かす微生物と生体防御

岡田　忍

《**目標＆ポイント**》
この章では，感染症を防ぐために必要な知識として，細菌，ウイルスなどの微
生物の種類と特徴，感染症の成立過程，人に備わった微生物に対する防御の
仕組みについて学ぶ。
《**キーワード**》　常在菌，微生物，薬剤耐性菌，感染症，自然免疫，獲得免疫

1. 人に感染症を起こす微生物

（1）微生物とは

　微生物とは，肉眼では観察することのできない非常に小さな生物の総
称で，ウイルス，細菌，真菌（カビ），寄生虫，プリオンなどが含まれる。
ウイルスやプリオンは生物ではないが，人から人へ病気を伝播させると
いう点で，微生物学のなかで扱われる。
　微生物が人に感染症を起こす性質を病原性と言い，細胞を傷害する毒
素を産生する，免疫系から逃れるなどの性質を言う。病原性を持つ微生
物は，微生物全体からするとほんの一握りにすぎないが，感染症を発症
するかどうかは人の防御能と微生物の病原性のバランスで決まるので，
人の防御能が低下すれば，病原性の低い微生物でも感染症を起こす。

（2）細菌

　菌によっても異なるが，大部分の細菌の大きさは $0.5 \sim 10\,\mu\mathrm{m}$ 程度で

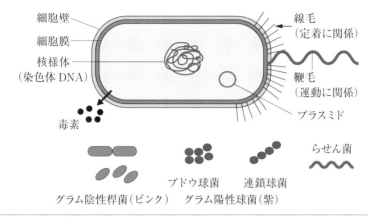

図 3-1　細菌の構造

ある。核膜で境界された核を持たない原核生物で，抗菌薬が有効な点が共通している。増殖に生きた細胞を必要とするかどうかによって，必要としない狭義の細菌（通常細菌といった場合は，こちらを指す），必要とするリケッチア，クラミジアに分類される。ここでは主に狭義の細菌について述べる。

a）細菌の構造と特徴

　細菌の基本的な構造を図 3-1 に示す。かたちによって球菌や桿菌，らせん菌に分類される。細菌は，原核生物なので，染色体である環状の 2本鎖 DNA は核様体と呼ばれる線維状の塊として存在する。染色体DNA の他にプラスミドと呼ばれる環状の小さな DNA が存在することがあり，薬剤耐性や毒素産生性など病原性にかかわる遺伝子を含んでいることが多い。細胞質には，小胞体やミトコンドリアなどの細胞内小器官は見られない。マイコプラズマのような例外を除いて，細胞膜の外側には細胞壁があり，菌によってはさらにその外側に莢膜と呼ばれる多

糖類やポリペプチドの膜を持つものがある。莢膜があると食細胞に貪食されにくくなるため，莢膜を持っている菌は病原性がある。小児の髄膜炎の原因菌であるインフルエンザ菌や高齢者の肺炎の原因菌として問題になっている肺炎球菌はいずれも莢膜を有している。

　鞭毛のある菌は鞭毛を動かすことで運動することができる。線毛は鞭毛よりも細くて短く直線的で，細胞への定着や他の菌へのプラスミドの伝達に関係する。どちらも病原性に関係する構造である。

　病原性細菌のなかには，菌体の外に毒素（外毒素）を分泌するものが多い。毒素の本体は酵素で，代表的なものとしては，赤血球を破壊するレンサ球菌のストレプトリジン，神経毒である破傷風菌のテタノスパミン，食中毒を起こす黄色ブドウ球菌のエンテロトキシンなどがある。

　細胞は細胞壁の構造の違いによって，グラム染色によって紫に染まるグラム陽性菌と赤（ピンク）色に染まるグラム陰性菌に分類され，かたちとグラム染色の染色性を組み合わせてグラム陽性球菌，グラム陰性球菌，グラム陽性桿菌，グラム陰性桿菌などに大別される。図 3-2 は細菌の細胞壁の構造を模式的に示したものである。細胞壁には，ペプチドグリカンと呼ばれる糖とアミノ酸の鎖から成る網目構造が存在するが，グラム陽性菌はペプチドグリカンの層が厚く，グラム陰性菌では薄いことが，グラム染色の染色性の違いを生じさせる。グラム陰性菌ではペプチドグリカン層の外側に外膜と呼ばれる細胞膜と類似の構造をもつ膜が存在している。外膜のリポ多糖（lipopolysaccharide：LPS）は，血管内に入ると発熱やショックを起こすため，内毒素（エンドトキシン）と呼ばれる。内毒素はグラム陰性菌であれば病原性に関係なく細胞壁に存在している。グラム陽性桿菌のなかにはクロストリジウム属，バシラス属のように芽胞という高温，乾燥，消毒薬に対して抵抗性が強い特殊な構造物を産生するものがある。

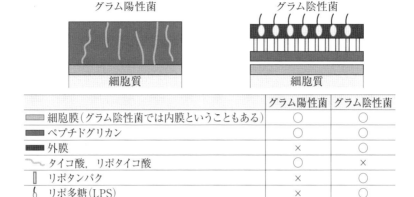

	グラム陽性菌	グラム陰性菌
▭ 細胞膜（グラム陰性菌では内膜ということもある）	○	○
▬ ペプチドグリカン	○	○
▮ 外膜	×	○
～ タイコ酸，リポタイコ酸	○	×
▯ リポタンパク	×	○
♀ リポ多糖（LPS）	×	○

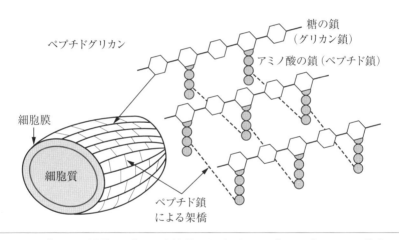

図 3-2　グラム陽性菌とグラム陰性菌の細胞壁とペプチドグリカンの構造

b）細菌の増殖

　狭義の細菌は 2 分裂によって増殖し，n 回の分裂によって 1 個の細菌は 2^n 個に増加する。1 回の分裂に必要な時間を世代時間，または倍加時間といい，増殖速度の速い大腸菌では分裂に必要な条件を整えると約 15

分程度である。

　細菌は増殖に必要なエネルギーを，解糖，呼吸あるいは発酵によって獲得する。発酵とは，酸素がない環境下で解糖の最終産物であるピルビン酸を有機酸やアルコールに代謝する過程でエネルギーを産生する代謝経路である。呼吸によってしかエネルギーを得ることのできない細菌は増殖に酸素を必要とするため好気性菌と呼ばれる。発酵によってエネルギーを獲得することができる細菌は嫌気性菌と言い，酸素のある場合は呼吸を，ない場合は発酵を行って酸素の有無にかかわらず増殖することができる通性嫌気性菌と，酸素があると死滅してしまう偏性嫌気性菌に分類される。単に嫌気性菌という場合は後者を指す。

　細菌はクォルモンと呼ばれる物質を放出し，環境が細菌の増殖に適していて，環境中のクォルモンの濃度が高くなると，菌体外高分子物質を産生する遺伝子が発現する。産生された菌体外高分子は重合して，バイオフィルムと呼ばれる膜を形成し，増殖した菌を包み込む。バイオフィルムの内側では菌は抗菌薬や消毒薬，食細胞から守られ，さらに増殖する。また，バイオフィルムを介してカテーテルなどの医療器具へ定着できるようになる。

（3）ウイルス
a）ウイルスの構造（図 3-3）

　ウイルスは細菌よりもずっと小さく，大きさはナノメートル（nm）（ミリ（mm）の百万分の 1）で表される。ウイルスは，ウイルスの遺伝子である核酸（DNA か RNA のどちらか一方）をカプシドというタンパクの殻によって包まれた感染性のある粒子で，増殖に生きた細胞を必要とする偏性細胞内寄生体である。カプシドは，立体構造によってらせん対称と正二十面体対称に分けられ，ウイルスによっては，カプシドの外側に

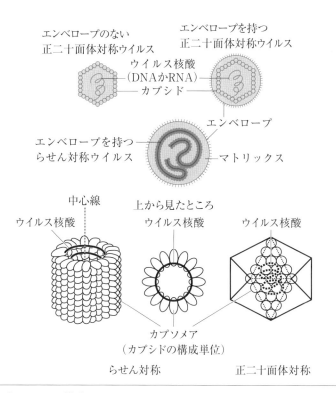

図 3-3　ウイルスの構造
(引用文献 1 を一部引用，一部改変)

エンベロープという膜を持つ。エンベロープを持つウイルスはアルコールなどでエンベロープが破壊されると活性を失ってしまうので，エンベロープのないウイルスのほうが環境中で長く生存することができる。

b）ウイルスの増殖（図 3-4）

　ウイルスが増殖するためには，まずウイルスの表面にある糖タンパクなどを介して標的細胞の受容体に結合すること（吸着）が必要である。ウイルスが特定の細胞に感染するのはこのためである。細胞に吸着した

42

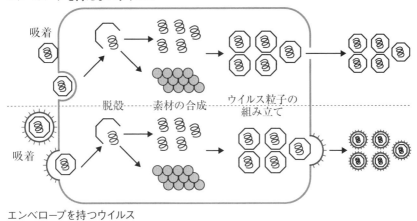

エンベロープを持たないウイルス

吸着

脱殻　　素材の合成　ウイルス粒子の組み立て

吸着

エンベロープを持つウイルス

図3-4　ウイルスの増殖

　ウイルスは，さまざまな手段で細胞内に侵入し，カプシドの殻を脱いで，裸のウイルス核酸を細胞質内に放出する（脱殻）。感染した細胞のなかでは，ウイルス核酸の情報に基づいて，ウイルスの核酸の複製，酵素，カプシドなどのウイルスタンパクの合成が行われる。これらのウイルスを構成する素材の合成が完了すると，成熟したウイルス粒子として組み立てられ，ウイルスによっては核膜や細胞膜をエンベロープとして被り，細胞外へ放出される。このような増殖の仕方によって，1個のウイルスから数百〜数千個の子孫ウイルスが一度に産生されることになる。

（4）その他の微生物

　カンジダ，アスペルギルス，クリプトコッカス，ニューモシスチスといった真菌は，白血病やAIDSで免疫力の低下した易感染宿主に日和見感染症を起こす。寄生虫は，人や動物の体内に一時的あるいは持続的に

寄生する動物のことで，アニサキスなどの線虫類，日本住血吸虫などの吸虫類，条虫類（俗にいうサナダムシ）などが含まれる。寄生虫のうち眼では見ることのできない単細胞生物を原虫といい，感染症を起こす代表的な原虫としてはマラリア，トキソプラズマがあげられる。その他，高齢者で問題になる疥癬はヒゼンダニによる感染症である。プリオンは，感染性を持ったタンパク質で，ウシ海綿状脳症の原因となる。

2. 感染症とその成立過程

（1）感染症とは （図 3-5）

　感染症とは，微生物が人の体内に侵入して増殖し，発熱や下痢，咳や痰といった何らかの症状を起こしている状態である。感染症の成立には，微生物を含む感染源，感染症を発症する人（感受性宿主），感染源が感受性宿主まで到達する感染経路の３つが必要である。発症には，微生物が一定の数まで増殖することが必要であり，侵入から発症までの症状のみられない期間を潜伏期間という。感染症の多くは，外部の微生物の侵入によって起こる外因（性）感染であるが，常在菌が血液内に侵入したり，体内に潜伏していた微生物が活性化する場合もある（内因（性）感染）。抗菌薬の投与によって死滅した無害な常在菌に代わって病原性菌が増殖（菌交代現象）した結果発生する菌交代症（図 3-6）も内因（性）感染である。

　微生物が感受性宿主に侵入した後感染症を発症するかどうかは，微生物の病原性と人の防御能のバランスによって決まり，病原性の弱い微生物でも人の防御能が低下すれば感染症を引き起こす。防御能の低下した易感染宿主において病原性の低い微生物によって発生する感染症が日和見感染症である。易感染宿主では感染症は重症化して命にかかわることも多い。医療の進歩や高齢化は多くの易感染宿主を生み，それとともに

44

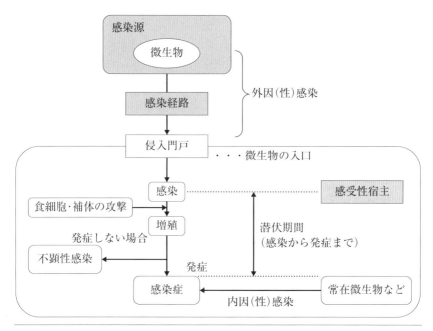

図 3-5　感染症の成立過程
　　　　（引用文献 1 より引用）

日和見感染症も増加している。また，手術，血管内留置カテーテルや尿
道留置カテーテル，人工呼吸器といった医療行為はそれぞれ手術部位感
染，血流感染，尿路感染，人工呼吸器関連肺炎といった医療関連感染
（healthcare-associated infection：HAI）を発症するリスクを伴っている。

（2）感染経路（図 3-7）

　感染経路は横方向の広がりである水平感染と母から子のように次の世
代に伝わる垂直感染に大別される。水平感染では一度に多くの人に感染
源が伝播する。水平感染の経路はさらに感染源が媒介される経路によっ

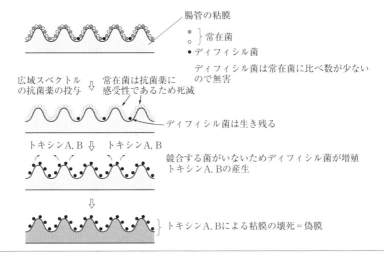

腸管の粘膜
：｝常在菌
・ ディフィシル菌
ディフィシル菌は常在菌に比べ数が少ないので無害

広域スペクトルの抗菌薬の投与
常在菌は抗菌薬に感受性であるため死滅
ディフィシル菌は生き残る

トキシンA, B　⇩　トキシンA, B
競合する菌がいないためディフィシル菌が増殖
トキシンA, Bの産生

⇩

｝トキシンA, Bによる粘膜の壊死＝偽膜

図 3-6　菌交代現象による偽膜性大腸炎の発生
（引用文献 1 より引用）

て接触感染，飛沫感染，空気（飛沫核）感染，血液・体液感染に分類される。接触感染は直接，あるいは手指や物を介して間接的に微生物が伝播していく経路である。飛沫感染は，咳やくしゃみなどによって発生する飛沫を介して感染が伝播する。飛沫は水分を含むためすぐに落下し，感染が伝播する範囲は数メートル程度に限られる。空気（飛沫核）感染は，飛沫から水分が蒸発して軽くなった飛沫核によって感染が広がる経路である。飛沫核は軽く，空気の流れで遠くまで運ばれることが可能で，広い範囲に感染が広がる。また，粒子が小さいので，微生物は気道の奥まで到達する。空気感染を起こす微生物は，環境中で長く生存できるものが多い。血液・体液感染では，血液などの体液中に微生物が存在し，これらで汚染された注射針などを介して感受性宿主の血管内に原因微生物が侵入したり，性行為によって粘膜から感染を起こす経路である。1

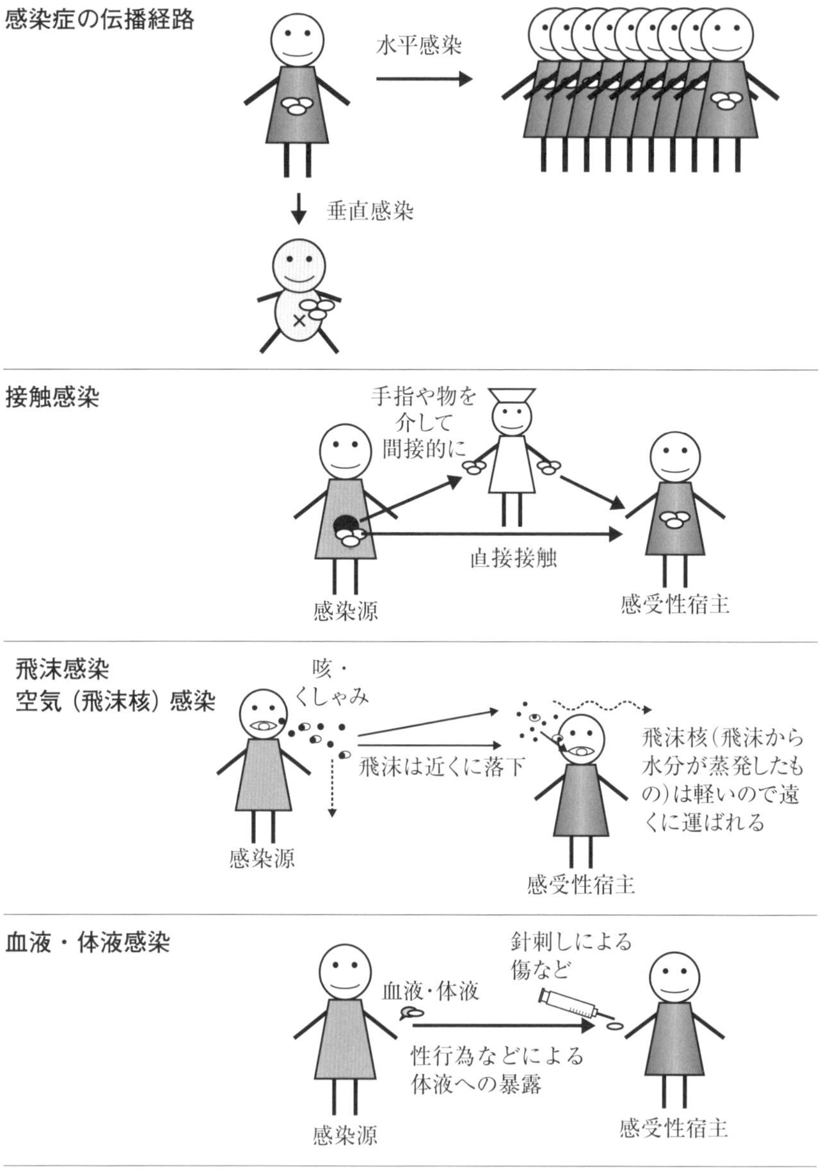

46

感染症の伝播経路

水平感染

垂直感染

接触感染

手指や物を
介して
間接的に

直接接触

感染源

感受性宿主

飛沫感染
空気（飛沫核）感染

咳・
くしゃみ

飛沫は近くに落下

飛沫核（飛沫から
水分が蒸発したも
の）は軽いので遠
くに運ばれる

感染源

感受性宿主

血液・体液感染

針刺しによる
傷など

血液・体液

性行為などによる
体液への暴露

感染源

感受性宿主

図 3-7　感染経路

つの微生物の感染経路は必ずしも1つとは限らず，たとえば飛沫感染で伝播する微生物は，患者の飛沫によって汚染された物品に手で接触することも感染経路となりうる。

　垂直感染の経路は，母親が感染した微生物が胎盤を介して胎児に感染する場合（子宮内感染），分娩時に産道で感染する場合，母乳や接触を介して感染する場合に分けられる。

3. 感染症の治療と薬剤耐性菌

（1）化学療法

　感染症の治療の中心は，感染症の原因となっている微生物に対して有効な薬剤を投与して原因微生物を殺したり，増殖を抑えたりする化学療法である。化学療法に用いる薬剤は，対象とする微生物に応じて抗菌薬，抗ウイルス薬，抗真菌薬と呼ばれる。手術前の抗菌薬の投与のように感染症を予防する目的で投与する場合もある。

　細菌は，細胞壁を有するなど人の細胞と異なる部分が多いので，人への毒性が少なく，細菌に対して選択的に作用する抗菌薬が多数存在する。作用機序によって，細胞壁合成阻害薬，タンパク合成阻害薬，核酸合成阻害薬などに分類される。

　抗ウイルス薬は，ウイルスによっての感染や増殖の仕組みが異なるため，薬剤のターゲットも異なっており，抗ヘルペス薬，抗インフルエンザ薬，抗 HIV 薬のように効果を示すウイルスが限定される。

　抗真菌薬については，真菌の細胞が人と同じ真核細胞であるため，毒性の問題から有効なものは限られている。さらに防御能の低下した易感染宿主に日和見感染症として発生する場合はいっそう治療が難しくなる。

（2）薬剤耐性菌

薬剤耐性菌とは，通常の有効とされる抗菌薬の濃度で発育が阻止されない細菌を言い，抗菌薬が有効な菌は感受性菌と言う。抗菌薬を必要以上に長く投与するなど，抗菌薬の不適切な使用は，薬剤耐性菌が発生するリスクを増加させる。

現在報告されている主な薬剤耐性菌を**表 3-1** に示した。抗菌薬に対して耐性を示すメカニズムとしては，以下のようなものがある。

a）酵素による抗菌薬の不活性化（図 3-8 ①）

細菌の産生する酵素が薬剤を不活性化するもので，複数の β-ラクタム薬を分解する基質特異性拡張型 β-ラクタマーゼ（extend spectrum β-lactamase：ESBL），カルバペネム系を含むほとんどすべての β-ラクタム薬を分解するメタロ-β-ラクタマーゼ（metallo-β-lactamase：MBL）を産生する菌が特に問題となっている。

b）抗菌薬作用点の変化（図 3-8 ②）

抗菌薬の標的となる細菌の構造が変化する。メチシリン耐性黄色ブドウ球菌（methicillin resistant *Staphylococcus aureus*：MRSA）は，ペニシリン結合タンパクが変異してペニシリンが作用できなくなり，耐性を獲得した。

c）薬剤透過性の低下（図 3-8 ③，④）

菌体内への抗菌薬の流入を防いだり，抗菌薬を菌体外へ排出するもので，一度に多くの抗菌薬に対して耐性を獲得する。例として多剤耐性緑膿菌（multi-drug resistant *Pseudomanas aeruginosa*：MDRP）があげられる。

d）代謝の調節（図 3-8 ⑤）

抗菌薬の標的となる酵素の活性が増加したり，抗菌薬と競合する物質を産生するようになる。

表3-1　主な薬剤耐性菌

細菌の種類	耐性菌の略名・名称	耐性を示す抗菌薬
黄色ブドウ球菌	MRSA（メチシリン耐性黄色ブドウ球菌）	メチシリン
	VRSA（バンコマイシン耐性黄色ブドウ球菌）	バンコマイシン
肺炎球菌	PRSP（ペニシリン耐性肺炎球菌）	ペニシリン
腸球菌	VRE（バンコマイシン耐性腸球菌）	バンコマイシン
緑膿菌	MDRP（多剤耐性緑膿菌）	カルバペネム系，アミノグリコシド系，ニューキノロン系の抗菌薬
肺炎桿菌	メタロβ-ラクタマーゼ産生菌	β-ラクタム系抗菌薬
アシネトバクター・バウマニ	MDRAB（多剤耐性アシネドバクター）	多剤耐性
インフルエンザ菌	BLPAR（β-ラクタマーゼ陽性アンピシリン耐性インフルエンザ菌），BLNAR（β-ラクタマーゼ陰性アンピシリン耐性インフルエンザ菌）	アンピシリン
肺炎桿菌などのグラム陰性桿菌	IMP型メタロβ-ラクタマーゼ（MBL）産生菌，NDM-1型メタロβ-ラクタマーゼ産生菌	β-ラクタム系抗菌薬
結核菌	多剤耐性結核菌	イソニアジドとリファンピシン

（引用文献1より引用，一部改変）

e）交差耐性

　ある抗菌薬に耐性を獲得した細菌が作用機序，構造の類似した別の抗菌薬にも耐性になる。

f）バイオフィルムの形成（図3-8⑥）

　バイオフィルム（「1．人に感染症を起こす微生物（2）b）細菌の増

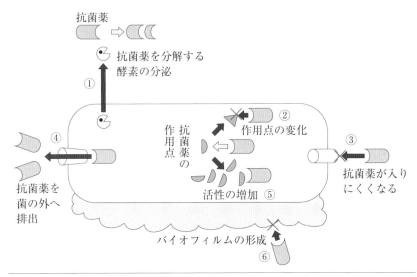

図 3-8　薬剤耐性のメカニズム
　　　（引用文献 1 より引用）

殖」参照）があると，抗菌薬が菌に到達できないようになる。

4. 免疫系（生体防御系）

（1）免疫系の概要

　免疫系は，微生物を含む非自己から自分自身を守る仕組みであり，生まれながらに備わっている抵抗性である自然免疫と感染症への罹患や予防接種によって獲得する獲得免疫に分類される。

　自然免疫は，広い範囲の微生物に有効で，迅速に作用するが，無効な場合もある。獲得免疫は最初の感染では，作用に時間がかかるが，2 回目以降の感染では迅速に働き，自然免疫よりも強力で，感染の反復により作用が増強する。感染症に罹患した微生物，予防接種を受けた微生物に

対してのみ有効である。実際には獲得免疫の成立までは自然免疫が，獲得免疫が成立した後は，獲得免疫が自然免疫の働きを強めるというように両者は協働して微生物の排除にあたっている。

（2）自然免疫

自然免疫は，皮膚や粘膜など外界と体内の境界に位置する上皮における物理的・化学的・生物学的バリアと上皮のバリアを突破して体内に侵入した微生物を貪食する食細胞や補体などによる防御から成っている。図 3-9 に自然免疫の例として気道における防御を示した。

a）上皮のバリア

■物理的バリア

上皮組織は，隣り合う細胞同士が互いに接着しているため，外界の微生物は容易に侵入することができない。なかでも厚い重層扁平上皮から成る皮膚は，傷口などの侵入門戸がなければ，微生物の侵入を許さない。気道では，大きな粒子は鼻毛に付着したり，咳やくしゃみによって排除される。粘膜では微生物は粘液に付着し，粘液とともに排出される。尿路では，排尿によって尿道口から侵入した微生物は洗い流される。

■化学的バリア

唾液や涙液，粘液はリゾチームやラクトフェリンなど抗菌作用のある物質を含んでいる。経口感染した微生物の多くは胃酸や消化酵素によって殺菌される。

■生物学的バリア

常在菌は，外から侵入した微生物の定着を抑制する。多くの病原菌は中性から弱アルカリ性に至適 pH をもつため，弱酸性や酸性の環境では増殖できないが，皮膚では，常在菌が皮脂から脂肪酸を産生して皮膚を弱酸性に保つことで感染防御に役立っている。腟でも常在菌であるデー

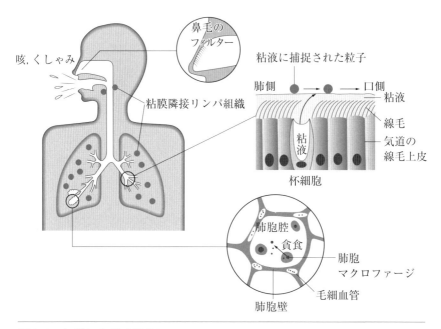

図 3-9　気道における防御
（引用文献 1 より引用）

デルライン桿菌が腟粘膜のグリコーゲンを分解して乳酸を産生し，腟内を酸性に維持している。

b）食細胞

　食細胞の中心となるのは好中球とマクロファージである。好中球は血液中からいち早く細菌の侵入部位へ遊走して，これを殺菌する。マクロファージは，血液中の単球が血管外に遊走したものと，肺胞マクロファージのように最初から組織に住みついているものがある。好中球よりも大きな粒子を貪食することができ，体内に侵入した微生物の情報を免疫系の細胞に伝える抗原提示細胞としても働く。**図 3-10** は食細胞による食

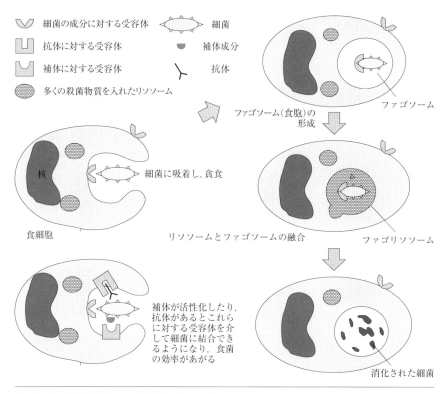

細菌の成分に対する受容体　　細菌

抗体に対する受容体　　補体成分

補体に対する受容体　　抗体

多くの殺菌物質を入れたリソソーム

ファゴソーム（食胞）の形成

ファゴソーム

核

細菌に吸着し，貪食

食細胞

リソソームとファゴソームの融合

ファゴリソソーム

補体が活性化したり，抗体があるとこれらに対する受容体を介して細菌に結合できるようになり，食菌の効率があがる

消化された細菌

図 3-10　食細胞による食菌のプロセス

菌のプロセスを示したものである。食細胞は免疫が成立しなくても，微生物特有の分子に対する受容体を介して微生物と結合し，これを貪食することができるが，補体が活性化されたり，獲得免疫が成立して抗体が産生されると，補体や抗体や対する受容体を介しても微生物と結合し，ずっと効率的に貪食ができるようになる。このように補体や抗体によって貪食が促進されることをオプソニン効果という。

c）補体

　補体は，血清中に存在する熱に弱いタンパクで，C1からC9まで9つの成分から成っている。連続的に活性化される過程で，血管透過性因子や走化性因子（第2章　基本的な病変とその機序　3．炎症参照）の放出，膜傷害性複合体の形成による細胞膜の傷害が起こる。補体の活性化の経路は，微生物の細胞壁や細胞膜の成分により活性化が始まる副経路，コレクチンと呼ばれるマンノース結合型レクチンが細菌の細胞壁のマンノースなどの糖に結合すると作動するレクチン経路，細菌の細胞膜上の抗原に結合した抗体にC1が結合することで活性化が始まる古典経路の3つがある。

d）ウイルスに対する防御

　ウイルスに対する自然免疫には，インターフェロンとナチュラルキラー（natural killer：NK）細胞がかかわっている。インターフェロンは，ウイルス感染やサイトカインの刺激によって，産生・分泌されるサイトカインで，ウイルスに感染したリンパ球，マクロファージ，線維芽細胞が産生するI型インターフェロン（IFN-α/β）と，抗原の刺激で活性化したT細胞が産生する2型インターフェロン（IFN-γ）に大別される。ウイルスへの防御にかかわるのは前者で，まだウイルスに感染していない細胞の受容体に結合して，ウイルスの増殖を抑え，感染したウイルス以外のウイルスに対しても効果がある。

　NK細胞は血液中やリンパ組織に存在し，ウイルス感染細胞のアポトーシスを誘導する。NK細胞はマクロファージと同様に抗体に対する受容体を有しており，抗体依存性細胞障害によっても標的細胞を傷害することができる。

e）粘膜隣接リンパ組織

　粘膜は，皮膚などに比べると微生物の侵入を受けやすいため，侵入し

た微生物に対してすぐに免疫応答を起こせるよう粘膜下には粘膜隣接リンパ組織が発達している。リンパ節のように被膜で覆われていないが，基本的な構造はリンパ節と同様である。

（3）獲得免疫

　獲得免疫は，抗体が関与する液性免疫と，抗体が無効な微生物に対して働く細胞性免疫に分類される。獲得免疫には，T 細胞と B 細胞という 2 種類のリンパ球とリンパ球に抗原の情報を伝える樹状細胞などの抗原提示細胞がかかわっている。

a）抗原

　抗原とは免疫系を刺激して免疫応答を引き起こす性質（抗原性）を持つ物質を言い，抗原のうちリンパ球が実際に認識する特定の構造を抗原決定基（エピトープ）と呼ぶ。

　抗原の条件は，異物であること，一定以上の分子量があり，複雑な立体構造を有していることで，免疫応答の多くはこれらの条件を満たすタンパクに対して起こる。しかし，分子量の小さな化学物質でも人の身体のタンパクと結合すると抗原決定基と同じような状態になり，免疫応答を引き起こすことができるようになる。

b）抗原提示細胞による抗原提示と T 細胞の活性化（図 3-11）

　獲得免疫は，抗原提示細胞の主要組織適合抗原（major histocompatibility complex：MHC）分子に結合したかたちで提示された抗原を T 細胞が T 細胞受容体（T cell receptor：TCR）を介して認識することでスタートする。MHC 分子は，赤血球を除くすべての細胞に発現しているクラス I 分子と免疫細胞にのみ発現しているクラス II 分子に分類される。細菌などの貪食によって細胞内に取り込まれる外来抗原は，ファゴリソソームで分解された後，MHC クラス II 分子に結合し，提示された

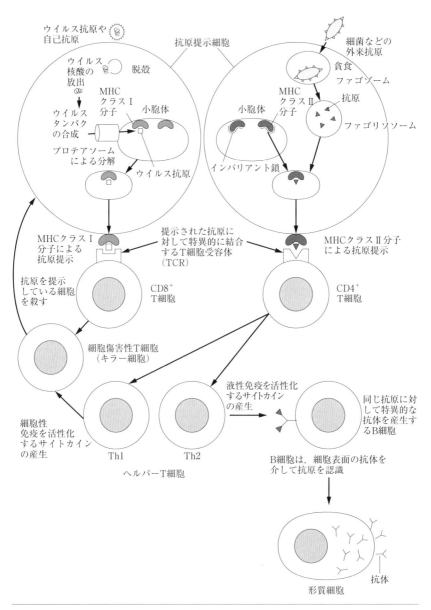

図 3-11　抗原提示と T 細胞の活性化

抗原に対して特異的に結合する TCR を持った CD4 ＋ T 細胞によって認識される。ウイルス抗原や自己抗原のように細胞内で発生する抗原はプロテアソームで分解された後 MHC クラス I 分子に結合して提示され，これに対して特異的な TCR を持った CD8 ＋ T 細胞によって認識される。

　抗原を認識した CD4 ＋ T 細胞はヘルパー T 細胞となり，サイトカインを産生して，他の免疫細胞に働きかけることによって機能を発揮する。産生するサイトカインの種類と機能によって細胞性免疫を活性化するサイトカインを産生する Th1 細胞，液性免疫を活性化して B 細胞による抗体産生を促す Th2 細胞，上皮のバリアを強化し，炎症を起こして微生物の排除を行う Th17 細胞に分類される。抗原を認識した CD8 ＋ T 細胞は活性化して細胞傷害性 T 細胞（キラー細胞ともいう）となり，抗原を提示している細胞を傷害する。その結果，ウイルスタンパクが細胞外に放出されると，これは，外来抗原として貪食され，ウイルスタンパクに対する抗体が産生される。

c）抗体

　抗体は，B 細胞に由来する形質細胞によって産生される。B 細胞は細胞表面の抗体によって抗原を認識し，MHC クラス II 分子上に抗原を提示する。これを同じ抗原に対する TCR を持つ T 細胞が認識して液性免疫を活性化するサイトカインを産生し，その作用によって B 細胞は増殖・成熟して形質細胞となり，認識した抗原に特異的な抗体を分泌する。抗原を認識した B 細胞の一部は記憶細胞となり，再び同じ抗原が侵入した時には，記憶細胞が増殖することで短時間で大量の抗体を産生することが可能になる。

　抗体の基本構造は，2 本の H 鎖と L 鎖が，ジスルフィド結合によって結合した Y 字型をしている。血清中ではグロブリンと呼ばれるタンパ

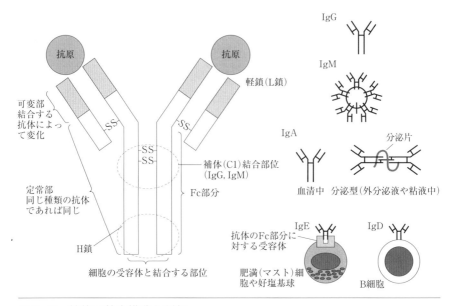

図 3-12　抗体の基本構造と種類

ク分画に存在するので，免疫グロブリン（Ig）と呼ばれる。H 鎖と L 鎖
の違いによって IgG, IgM, IgA, IgE, IgD の 5 つのクラスに分類され
る（図 3-12）。

■IgG

血清中の抗体の大部分を占める。単量体で分子量が小さい。胎盤を通
過できる唯一の抗体で，母親から胎盤を介して移行した IgG は乳児の免
疫系が成熟するまでの間の感染防御に重要である。IgG が微生物の抗原
に結合するとオプソニン効果によって食菌の効率が増加する。補体の結
合部位があり，古典経路を活性化する。

■IgM

抗原刺激に対し，最も速く，一過性に産生される。基本構造が 5 つ集

まった 5 量体で，最も分子量が大きい。抗原結合部位が 10 個あるため，抗原を凝集させる力が強い。胎盤を通過できないので，新生児に IgM が検出された時は，胎児が子宮内で感染したことを意味する。ABO 式血液型に関係している。IgG と同様に補体の結合部位があり，古典経路を活性化する。

■IgA

　血清中では単量体で存在するが，量は少ない。主に唾液，涙，乳汁，粘液などの外分泌液中や粘液中に二量体の分泌型 IgA のかたちで存在し，細菌やウイルスの定着や吸着を阻止する。

■IgE

　ほとんどが肥満細胞（マスト細胞）や好塩基球と結合して存在することから，細胞親和性抗体と呼ばれ，Ⅰ型アレルギー（第 9 章　免疫機能の障害 2．アレルギー参照）に関係する。

■IgD

　B 細胞の表面に存在し，抗原認識にかかわっているらしいが，機能はよくわかっていない。

e）細胞性免疫

　ウイルスや結核菌のように感染した細胞内で増殖する細胞内寄生体に対しては，抗体が無効であるため，細胞性免疫が働く。細胞性免疫にかかわるのは，ヘルパー T 細胞の Th1 と細胞傷害性 T 細胞である。Th1 は，IL-2，IFN-γ，TNF-β などのサイトカインを産生してマクロファージを活性化し，殺菌作用の増強によってマクロファージに感染した細胞内寄生菌を排除したり，微生物の感染部位の周囲を活性化したマクロファージで取り囲んで，局所へ封じ込める。細胞傷害性 T 細胞は前述したようにウイルス感染細胞を直接傷害する。

5. 感染症を防ぐには

　感染源である微生物に対しては，滅菌・消毒によって微生物を除く，感染経路に対しては，標準予防策（スタンダードプリコーション）や感染経路別予防策によって感染経路を遮断する，感受性宿主に対しては予防接種により免疫を獲得する，栄養状態を整え，十分な休息をとって抵抗力を高める，といった感染防止対策がとられる。感染防止で重要なのは，一人ひとりが確実に対策を実践することであり，一人が対策を怠ることで重大な感染の拡大が発生する可能性がある。

（1）滅菌と消毒

　滅菌は，「ある場所に存在するあらゆる微生物を完全に不活化するかまたは取り除くこと」，消毒は「病原微生物による危険性がほとんどなくなる程度にまで微生物を不活化すること」と定義される[2]。滅菌は，乾熱滅菌や高圧蒸気滅菌など熱による方法が一般的である。他に放射線や紫外線の照射，フィルターによるろ過もある。化学的な滅菌方法としては，ホルマリンやエチレンオキサイドガスの使用がある。消毒は，消毒薬による化学的な方法が中心である。消毒薬の強さや有効な微生物の範囲，人体への使用の可否は，それぞれの消毒薬で異なっており，どのような微生物を除かなくてはならないか，何を消毒するのかによって適切な消毒薬を選択する。芽胞の状態にある細菌は熱や消毒薬に対して抵抗性を示し，結核菌などのマイコバクテリウム属の細菌は通常の細菌よりも消毒薬が効きにくいので，これらの細菌を除く場合にはより作用の強力な消毒薬を選択する。消毒薬についても抗菌薬と同様に不適切な使用は耐性菌の発生につながるため，濃度と時間，適切な使用方法を守ることが重要である。

（2）標準予防策（スタンダードプリコーション）

　標準予防策（スタンダードプリコーション）とは，症状の出ていない潜伏期間中や保菌者でも微生物を排出している場合があることから感染症の有無にかかわらず，「すべての患者」の血液，体液，分泌物，排泄物，傷のある皮膚，粘膜は感染の危険のあるものとして扱い，あらかじめ手袋やマスク，エプロン・ガウンで感染を防いだり，接触した場合には手指衛生を行うという基本的な感染防止対策である。さらに，接触感染により伝播する微生物では接触感染予防策を，飛沫感染により伝播する微生物では飛沫感染予防策を，空気感染により伝播する微生物では空気感染予防策を標準予防策に追加して実施する。標準予防策のなかで最も重要なのは手指衛生であり，これは医療現場に限らず，地域での日常生活における感染防止対策の基本でもある。

（3）予防接種（ワクチン）

　人為的に抗原を投与することによって，宿主自身の免疫系に抗体や感作リンパ球を産生させる方法が予防接種である。病原性の弱い弱毒株を投与する生ワクチン，死菌など活性を失わせた病原体や感染に関係する病原体の成分のみを投与する不活化ワクチンに分類される。予防接種は，予防接種法に基づいて実施され，定められた期間内なら無料で接種ができる定期接種と有料の任意接種に分けられる。（詳細は「第4章疾病に対する医療．6．予防接種」参照）

（4）法律による感染防止対策

　新型コロナウイルスによる感染拡大の例で明らかなように，感染症の拡大を防ぐには感染症の動向を監視して事前に警告を発したり，感染症に罹患した人の行動を制限するなど国や地方自治体といった行政レベル

の対応が不可欠である。現在わが国においては,「感染症の予防及び感染症の患者に対する医療に関する法律」（感染症法）が定められている。この法律では,感染症をその影響によって一類感染症から五類感染症,新型インフルエンザ等感染症,指定感染症及び新感染症に分類し,それぞれに応じた対応を定めている[3]。

引用文献

1) 岡田忍他編著：微生物学・感染看護学 微生物から感染防止を考える,医歯薬出版,2013
2) Rutala WA, Weber DJ & the Healthcare Infection Control Practice Advisory Committee（HIPAC）：Guideline for disinfection and sterilization in healthcare facilities, 2008, www.cdc.gov/hicpac/pdf/guidelines/disinfection_nov_2008.pdf
3) 感染症の予防及び感染症の患者に対する医療に関する法律. https://www.ron.gr.jp/law/law/kansensy.htm

参考文献

・Delves PJ et al：Roitt's essential immunology 12th ed. Wiley-Blackwell, Chichester, 2011
・Nash AA, Dalziel RG, Fitzgerald JR：Mims' Pathogenesis of Infectious Disease, 6th edition ACADEMIC PRESS, New York, 2015
・岡田忍他編著：微生物学・感染看護学 微生物から感染防止を考える,医歯薬出版,2013
・藤本秀士編著：わかる！身につく！病原体・感染・免疫 改訂2版,南山堂,2010
・矢田純一,高橋秀実監訳：イラストレイテッド免疫学 原書2版,丸善出版,2013

4 | 疾病に対する医療

田城孝雄

《**目標&ポイント**》
疾病の診断のために行われるさまざまな検査，疾病に対して行われる手術療法，薬物療法といった治療，疾病によって障害された機能の回復や維持を目的としたリハビリテーションなど，疾病に対して行われる医療の概要，および感染症を防ぐ手段である予防接種について学ぶ。
《**キーワード**》　予防接種，診断，手術療法，薬物療法，放射線治療，リハビリテーション

1. 疾病の診断の基本と方法

　疾病の診断は，以下の手順で行われる。
①問診（病歴の聴取）
②身体診察
③検体検査
④生体機能検査
⑤画像検査

（1）問診（病歴の聴取）
　診断の基本は，まず問診である。問診は，medical interview（医療面接）とも言われ，患者との対話によって成り立つ。患者に遠慮なく，委縮させることなく，話をしてもらう必要がある。ただし，話が散漫にならないように，系統的に話を聴くことも必要である。

　問診の内容は，まず，①**主訴（chief complaint）**は，患者の最もつらい症状であり，医療機関を受診するに至った理由である。次に，今回の主訴につながる②**現病歴**を，順次聴いていく。いつから症状が出て，その症状は，だんだんひどくなっているのか，横ばいなのか，症状が変化しているのか，間欠的なのか，またどのような時に，症状が出現する（誘発される）のか，症状のある部位などである。

　現病歴に引き続き，③**生活歴**を確認する。生活歴は，生活習慣病や，職業関連疾患など，疾病の原因に生活や日常習慣が関係していないかを確認する。生活環境，職業，海外旅行や，国内旅行，嗜好品や喫煙歴や飲酒歴などを確認する。

　次いで，④**既往歴**として，過去に罹患した疾患，その経過について，出生時から子供時代を含めて，現在に至るまで確認する。特に手術歴や感染症，また現在服用中の薬があれば，それも確認する。

　⑤**家族歴**は，遺伝性の疾患，食事の嗜好，さらに母子感染の可能性など，両親，兄弟など血縁者の病歴，健康状態，死因について確認する。さらに，家族関係など社会的な側面を確認する。こちらは，医療ソーシャルワーカー（medical social worker：MSW）に，専門的に確認してもらうこともあるが，医師や看護師も，必要に応じて可能な限り，確認しておく。これは病院を退院させる場合，通院時でも，自宅での療養のため，家庭の環境を確認する必要がある。

（2）身体診察（視診，触診，聴診，打診）

　診察は，原則的に，全身所見をみて，次いで，所見の見落としがないように，系統的に診察を行っていく。

　全身所見，バイタルサイン，視診，触診，打診，聴診と順次行う。また身体の上の頭から系統的に診察する。徒手筋力テスト（manual muscle test：MMT）などの神経学診察法，整形外科的診察法など，歩かせたり，身体を動かして診察する。

　バイタルサインとして，血圧，脈拍数，呼吸数，体温などを測定する。

　全身所見は，身体の上部より，頭部，胸背部，腹部，四肢の順に診察を行う。

（3）検体検査

a）生化学検査

　生化学検査としては，血清中の総タンパク質，アルブミン値，酵素（アミノトランスフェラーゼ，LDH，γ-GTP など），尿素窒素，クレアチニン，脂質（LDL コレステロール，HDL コレステロール，中性脂肪など），電解質（ナトリウム，カリウム，カルシウムなど），炎症反応（CRP など），BNP，血糖，血液ガスなど，および尿中のタンパク質，糖，ケトン体の検出，測定などがあげられる。

b）血液

　ヘモグロビン量，ヘマトクリット，血球成分の検査として，赤血球数，白血球数，血小板数，血液像（白血球分画など），凝固能（凝固時間，プロトロンビン時間など），血液型。

c）血清

　血清検査の項目は，炎症反応，補体検査，寒冷凝集作用などである。

d）細菌検査・感染症

　顕微鏡検査（染色），培養検査，感受性検査，インフルエンザの迅速検査があげられる。

e）病理学検査

　採取された組織，細胞を対象に顕微鏡などを用いて詳しい診断を行う。

（4）生体機能検査
ａ）生理学検査

　生理学検査として，心電図，呼吸機能検査（肺活量・１秒率など），脳波検査，筋電図検査，サーモグラフィーなどがあげられる。

（5）画像検査
ａ）単純 X 線写真

　X 線管から発生した X 線が人体を通過する際，人体の各臓器や病変による X 線吸収度の違いを，画像として表現する。胸部，腹部，骨など多くの部位の診断に有用である。

　以前は，X 線を受ける側として，ポリエステル（それ以前はガラス板）のフィルムに臭化銀とゼラチンを混ぜた混合感光乳剤を塗ったものを X 線フィルムとして使っていた。現在は，X 線写真は，CR（computed radiography）となっており，感光する臭化銀ではなく，小さな検出器で受けて，電気信号に変化させ，デジタル信号に変化させ，モニター上で表示する方法となっている。

ｂ）血管造影

　血管造影は，重要な画像診断法の１つである。脳の血管造影，心臓の冠動脈の造影は非常に有意義であり，診断能も高い。さらに造影下で，血管内治療も行われる。血管内治療に関しては，後述する。

　血管造影には，動脈造影と静脈造影，さらには毛細血管の造影もある。基本的に，目的とする血管まで，カテーテルという細い管を挿入して，造影剤を注入して，X 線撮影を行う。

ｃ）CT（computed tomography）

　コンピューター断層撮影（X 線 CT）は，多方向から X 線を照射し，その透過性のデータをコンピューターで計算し，断層画像を作り出すもの

である。

　ヘリカル CT は，X 線管球の回転と同時に，患者の乗った台を動かすことにより，患者から見て，X 線管球をらせん状に，連続的に回転して撮影するものである。短い時間で広い範囲の撮像が可能であり，被曝量を少なくすることもできる。また三次元画像（3D 画像）の構築も可能である。

　さらに，マルチスライス CT（multidetector-row CT：MD-CT）と言って，検出器を多列化することにより，1 回の撮影で複数のスライス面を得ることが可能になっており，16 列，32 列，64 列，320 列，さらに多列化が進み，細かい画像を短時間に得ることが可能になり，冠動脈造影 CT のような拍動する心臓の血管の CT 画像の撮影も可能となっている。

d）核医学

　核医学検査は，ラジオアイソトープ［非密封放射性同位元素（radioisotope：RI）］を用いて，病気の診断や治療を行うものである。放射性元素を付けた化合物を，検査対象の患者の体内に注射し，その集積像をガンマカメラで撮影する。^{99m}Tc を付けたリン酸化合物が多く用いられる。^{67}Ga，^{123}I，^{131}I なども用いられる。

e）PET

　PET（positron emission tomography）は，陽電子（positron）を放出する核種で標識された化合物を静脈注射し，その化合物が組織に取り込まれ集積された部位を断層像で示す。現在，主に用いられているのは放射性元素 ^{18}F で標識された FDG（fluorodeoxyglucose）である。糖を積極的に取り込む，細胞分裂など活発に活動している細胞に多く取り込まれ集積する。がんなど悪性腫瘍では，正常組織より，糖の取り込みが多いことにより，糖の類似体である FDG に ^{18}F を標識して投与すると，がんに

取り込まれ，がんの部分の放射活性が高くなる。その部位が検出される。

f ）MRI

MRI（magnetic resonance imaging）は磁気共鳴画像と言って，磁場をかけることにより，身体の分子の陽子（プロトン）から出される NMR（nucler magnetic resonance）信号をもとに画像を作成する。磁石と電波を使い，体内の状況を画像化する。患者を強力な磁場のなかに誘導し，観察したい部位に，組織と共鳴するラジオ波を与え，体内から戻ってきた信号（MR 信号）をコンピュータ処理して画像を作成する。体内の水分と脂肪が主な信号源となる。

水が低信号（黒い）を示す T1 強調像と，水が高信号（白い）を示す T2 強調像が主である。

水を高信号に強調することにより，胆囊・胆管を描出する MR 胆管膵管画像（MR cholangiopancreatomography：MRCP）や，血管内を流れる血液を強調し，画像にした MR 血管画像（MR angiography：MRA）がある。MRA には，造影剤を使用する造影 MRA（contrast-enhanced MRA）と造影剤を使用しない非造影 MRA（nonenhanced MRA）がある。

X 線 CT より，病変と正常組織のコントラストが高く，また放射線の被曝がない点が優れている。しかし，最近の機種は，セミオープンタイプもあるが，閉所恐怖症の患者や，体内に金属（ペースメーカー他）を入れている患者は撮影できないという難点がある。

g ）超音波検査

超音波検査は体内に超音波を照射し，その反射エコーをとらえて画像化するものである。魚群探知機などと同じ原理である。超音波エコーは，空間分解能に優れており，また放射線のような被曝のリスクはなく，手軽に行える検査である。超音波の反射が強い部分は，白く描出され，超

音波が反射されない部位は，無エコーとして黒く描出される。骨や結石などは超音波を透過させず，超音波を非常に強く反射する。

　放射線の被曝がなく，胎児の診断にも使えるなど，患者の身体への侵襲がなく安全な検査であり，装置の取り扱いが簡単で，手軽に行える検査である。一方，検査を行う人の技術力により，検出力に差が出る。

2. 薬物療法

　治療は，主に内科的治療と外科的治療に分けられる。内科的治療の代表的なものは，薬物治療であり，理学療法などもある。また，外科的治療の代表的なものは，手術である。しかし，最近は，内視鏡治療，血管内治療など，内科と外科の境界がなくなっている領域もある。

　薬物治療に関して，詳細は，『疾病の回復を促進する薬』（放送大学教育振興会）を参照すること。

3. 薬物療法以外の治療

（1）手術，麻酔
a）手術

　手術は，古代，ギリシアのヒポクラテスの時代や，インドなどでも行われていた。古代ギリシャ・ローマ時代から中世の医学，ルネッサンス時代を経てヴェサリウス（Vesalius A）の『人体の構造について』（1543年）から，正確な人体解剖学が始まった。さらに，「近代外科の父」と呼ばれるフランスのパレ（Paré A）が，手足の切断手術における血管結紮法をあみだした。

　18世紀後半から19世紀にかけて近代的な手術術法が開発されてきた。英国のセント・トーマス（St. Thomas）病院で活躍した外科医のチェゼルデン（Cheselden W）は，膀胱結石の手術など，正確な解剖学の知識

に基づき手術を行った。19世紀後半になると，麻酔と消毒法が導入され，外科手術が大きく進歩した[1]。

b）内視鏡手術

手術は，治療として有効な手段ではあるが，治療後つまり術後の合併症が問題となることがあった。そのため，切開する範囲を小さくするなど，できるだけ侵襲を小さくする低侵襲手術の開発が進んでいる。これにより，創部の疼痛，炎症が限局され，早期離床，早期回復，除痛効果が得られている。また，創部が小さく，瘢痕が目立たないので，術後の水着の着用が可能になるなど，美容的にも優れている。

低侵襲手術として内視鏡外科手術があげられる。胆石症に対する胆嚢摘出術や，虫垂炎に対する虫垂摘出術などから普及し，現在では胃がんなどの悪性腫瘍に対しても行われている。

胃がん，大腸がんに対する内視鏡手術は，胃粘膜切除術，ポリープ切除術，大腸粘膜切除術，粘膜下切除術など，経内視鏡的に消化管管腔内から行う方法と，腹腔鏡を用いた腹腔内手術がある。

c）ロボット手術

ダヴィンチ™に代表されるロボット手術が，最近行われている。ダヴィンチは最先端の手術支援ロボットである。1990年代に米国で開発され，1999年より臨床用機器として販売されている。1〜2 cmの小さな創より内視鏡カメラとロボットアームを挿入し，高度な内視鏡手術を行う。術者は3Dモニター画面を見ながらあたかも術野に手を入れているようにロボットアームを操作して手術を行う。前立腺がんの手術が，初めて保険収載され[2]，現在保険適用は年々拡大している。

d）血管内治療・IVR

血管造影を行った際に，診断だけではなく，治療を同時に行うことが可能である。この場合の治療は，開頭術，開腹術，開胸術などの侵襲の

大きな術式とは異なり，低侵襲治療とされる。

　血管系のインターベンショナル・ラジオロジー（interventional radiology：IVR）は，血管内に何かを入れる，逆に除去する，血管壁に血管内腔側から影響を与える，の3つの方法がある。

　動脈内に薬物を注入する場合は，動注術といい，特に抗がん剤を選択的に腫瘍に送る場合に用いられる。リザーバーを用いる持続動注術もある。

■血管を閉塞する塞栓術

　動脈塞栓術は，血流を遮断する方法であり，主にがん治療で行われている。例として，肝細胞がんの治療としての肝動脈塞栓術があげられる。

　肝臓という臓器には，肝動脈と門脈という2つの血管の系統により血流が供給されている。1つは心臓から大動脈を経て供給される肝動脈であり，もう1つは，腸で吸収された栄養物を集めている門脈である。肝臓の正常組織は，肝動脈と門脈という2つの栄養血管から養われているが，肝細胞がんは，肝動脈からの血流によって栄養されている。そこで，肝動脈の該当部分を，塞栓して血流を遮断すると，門脈からも還流される正常組織はダメージを受けないが，肝動脈からのみ栄養されている肝細胞がんは，栄養と酸素供給が遮断され，障害を受け，壊死に陥る。

■フィルターを留置する場合

　フィルターを留置する術式として，下肢の深部静脈から浮遊する血栓を捕獲し，肺動脈塞栓症を予防するため，下大静脈に留置する術式がある。

■ステントを留置する場合

　ステント留置は，血管形成術と関連している場合が多い。血管形成術として，代表的なものは冠動脈の血管形成術（percutaneous transluminal coronary angioplasty：PTCA）である。カテーテルの先端に装着さ

れているバルーンで，冠動脈の狭窄部位を内腔側から押し広げる術式である。再狭窄を防ぐために，同時に，その部位にステント（金属製）を留置することが多い。

冠動脈以外でも，頸動脈，鎖骨下動脈，胸腹部大動脈，腎動脈，四肢の動脈などの狭窄部位に行う。

■血栓除去術

主として，下肢血管，下腿静脈で行われる。

e）TAVI（transcatheter aortic valve implantation）

症状を有する重症大動脈弁狭窄症（aortic valve stenosis：AS）に対する治療法として，2002年にヨーロッパより始められた最先端の低侵襲手術であり，経カテーテル的大動脈置換術（TAVI）は，非常に小さな傷とカテーテルを用いて大動脈弁狭窄症を治療する新たな治療法であり，これまではリスクが高く通常の手術が適用外であった患者でも適用できる場合がある[3]。

f）麻酔

麻酔は，全身麻酔と局所麻酔がある。

全身麻酔は，鎮静，鎮痛，筋弛緩の3要素からなる。

複数の薬物を組み合わせて麻酔をかける。多くの場合は，静脈麻酔薬のプロポフォール，バルビツール酸系など，複数の薬剤を組み合わせて用いる[4]。

局所麻酔で使用される局所麻酔薬は，痛みを含む感覚を局所的に遮断するもので，末梢神経の興奮伝導を阻害するリドカインなどの薬剤が用いられる。局所麻酔薬は，表面麻酔（皮膚・粘膜の表面に投与），局所浸潤麻酔，伝達麻酔，硬膜外麻酔，脊髄くも膜下麻酔に用いられる。全身麻酔と硬膜外麻酔の併用により，意識を完全に消失させないで開腹手術などを行うことも可能である。

（2）輸血・輸液

　輸液の目的は，経口摂取が不十分な場合の，水分バランスの補正，体液バランスの維持，栄養の補給，原疾患の治療である。循環血液量と末梢組織循環の維持，改善を図り，さらに血液，体液の pH や電解質の補正を行い，さらに栄養の補給を確保する。

　輸液療法は大きく電解質輸液と栄養輸液に分けられる[4]。

a）輸血

　輸血の主な目的は，循環血液量，酸素運搬能，凝固能を維持することである。しかし，他者からの血液を輸血した場合（自己血以外は他者），その血液に存在するウイルスなどによる感染リスク，抗原抗体反応，輸血後移植片対宿主病（graft versus host disease：GVHD）などの副作用の危険があるので，十分に注意する必要がある。

■輸血の種類

　全血輸血と成分輸血に分けられる。

①全血輸血は，血球成分と血漿成分の双方を持っており，抗凝固液中で保存される。

②成分輸血は，赤血球濃厚液，濃厚血小板，新鮮凍結血漿（fresh frozen plasma：FFP）があげられる。

③自己血輸血

　自己血輸血は，感染や免疫反応に基づく副作用を回避できる。術前貯血方式，術前希釈法，術中・術後回収式がある。

（3）放射線治療

a）照射（外部照射）

　外部照射は，対外から高エネルギー X 線や電子線を，患者体内のがんなどの病巣に照射し治療を行うものである。

b）内部照射

■微小線源

　密封小線源治療として，放射性同位元素を針状または粒状にして腫瘍やその周囲に刺入して局所に照射する組織内照射法などがある。舌がん，前立腺がん，肺がん，リンパ節転移などに対して，^{226}Ra，^{60}Co，^{125}I，^{192}Ir などが用いられる。

■放射線同位元素治療

　放射線医薬品を患者の体内に投与すると，悪性腫瘍の細胞が，その細胞分裂の際に，特異的に放射線物質を取り込むことにより，腫瘍に放射性同位元素が集積する。その放射性同位元素の発する放射線により，悪性腫瘍を治療する。甲状腺に対する^{131}I，骨転移疼痛緩和の^{89}Sr などがあげられる。

■粒子線治療

　コンピューターで高度に制御された粒子線を体の外より病巣にめがけてピンポイントで照射することにより，がん細胞の遺伝子を直接破壊することでがんを治療する[5]。

　陽子線，重粒子線などの粒子線は，人体に照射され，皮膚を通過して体内を透過中，エネルギーや粒子線の性質により，ある一定の深さで粒子が止まり，その際に高線量域を形成する。このピークの深さや幅を調整することにより，悪性腫瘍の部分のみで高エネルギーを放出し，抗腫瘍効果を上げ，周囲の健常組織には粒子線の影響を与えず，治療効果を上げることができる。

　粒子線は高エネルギー粒子の流れで，やはり放射線の１つである。ここで言う粒子とは原子を構成している電子や原子核のことを言う。水素の原子核は原子核の構成要素である陽子単体でできているので，水素原子核の流れを特に陽子線と呼ぶ。

　陽子より重い原子核を使った粒子線を重粒子線や重イオン線と呼ぶことがある。陽子線を他の粒子線と区別する理由は，生物学的効果の違いに由来している。生物学的効果とは同じ線量における細胞殺傷率の違いを表している。陽子線の生物学的効果は X 線や電子線とほぼ同じであるが，炭素イオン線は X 線・電子線の 2～3 倍の生物学的効果を持っているので，重粒子線に分類されている。しかし，物理的観点からすれば，陽子線も炭素イオン線も同じ粒子線の仲間である[6]。

　粒子線は X 線と違い，からだのなかをある程度進んだあと，急激に高いエネルギーを周囲に与え，そこで消滅するという性質を持っている。その性質を利用すると病巣部周囲のみに高いエネルギーが与えられ，通り道に与えられるエネルギーを少なくするように調整することができる。X 線治療と比較すると，がん病巣部により高い量の放射線を照射することができるので，より高い治療効果を得ることができる。また，同じ量の放射線でも正常組織に照射される範囲が広ければ副作用は強く，狭ければ副作用が軽くなることが知られている。粒子線治療の場合にはがん病巣と同じ高い放射線量が照射される範囲を狭くすることができるので，副作用も軽くなる[7]。

c）ラジオ波（radiofrequency ablation）

　経皮的に，組織に高周波を発生させ，熱により腫瘍を凝固・壊死に陥らせる治療法である。

（4）集学的治療

　集学的治療とは，手術，薬物療法，放射線治療などを組み合わせて治療することを言う。がんの種類や進行度によっては，単独の治療法では十分な効果を得られない場合があり，より高い治療効果を目指して，これらの治療法を組み合わせる。

　集学的治療の例として，乳がんについて述べる。

a）乳がんの集学的治療

■手術（外科治療）

　乳がんの治療では，手術によってがんを取り切ることが基本となる。手術は大きく分けて，乳房を残す「乳房部分切除術」と乳房を全部切除する「乳房切除術」とがある。しこりが大きい場合は，術前薬物療法によって腫瘍を縮小させてから手術を行う。手術中に，切除した組織の断端（切り口）のがん細胞の有無を顕微鏡で調べて，確実にがんが切除できていることを確認する必要がある。がんが手術前の予想よりもはるかに広がっている場合は，手術中に乳房を全部切除する乳房切除術に変更するか，もしくは，再手術で乳房切除術を行うこともある。通常，手術後に放射線照射を行い，残された乳房のなかでの再発を防ぐ。

■放射線治療

　放射線治療は，高エネルギーのX線や電子線を体の外から照射して行われる。がん細胞を通過した放射線は，細胞の増殖を阻害し，がんを小さくする効果がある。放射線治療は放射線照射を行った部分だけに効果を発揮する局所療法である。乳がんでは，乳房部分切除術のあと，温存した乳房やリンパ節での再発の危険性を低くするために，放射線治療が行われることが多い。また，再発した場合に，がんの増殖や骨転移に伴う痛み，脳への転移による神経症状などを改善するために行われることもある。

■薬物療法

　薬物療法には，①手術や他の治療を行ったあとにその効果を補う，②手術の前にがんを小さくする，③根治目的の手術が困難な進行がんや再発に対して，延命および生活の質を向上させるなどの目的がある。どのような薬物をどのように組み合わせて治療を行うかは，がんの広がりや

性質，病理検査の結果などによって検討される。再発の危険性が高い場合，より再発抑制効果の強い治療を行う。

　化学療法・抗がん剤[4]

　抗悪性腫瘍薬（抗がん剤）は，腫瘍細胞の DNA 合成を阻害，抑制することなど，細胞周期のどこかの時期に特異的に作用するか，または細胞周期に無関係に細胞に障害を与えることにより，抗腫瘍効果を発揮する。

　その作用機序は，がん細胞と正常細胞とのわずかな違いで，治療効果を示している。このように，がん細胞に働けば効果となり，正常細胞に障害を与えれば，副作用・有害事象となり，有効性と毒性の出現域が近い。

・化学療法の原理

　がん細胞は，正常細胞と違い，際限なく増殖し続けるという性質がある。化学療法は抗がん剤（殺細胞性抗がん剤）により，細胞増殖を制御している DNA に作用して，がん細胞の分裂を阻害することで，がん細胞の増殖を抑える。

　集学的治療として，術前化学療法と術後化学療法がある（**表 4-1**）。

表 4-1　乳がんのサブタイプ分類による術前・術後薬物療法選択

サブタイプ分類	選択される薬物療法
ルミナル A 型	内分泌（ホルモン）療法，（化学療法）
ルミナル B 型（HER2 陰性）	内分泌（ホルモン）療法，化学療法
ルミナル B 型（HER2 陽性）	内分泌（ホルモン）療法，分子標的治療，化学療法
HER2 型	分子標的治療，化学療法
トリプルネガティブ型	化学療法

・術前化学療法

　手術を行うことが困難な場合や，しこりが大きいために乳房部分切除術ができない場合には，3カ月から半年ほどの化学療法を行い，腫瘍を縮小させてから手術を行う。術前化学療法で腫瘍が十分に縮小しない場合は，必要に応じて放射線治療や内分泌療法を追加する場合もある。

・術後化学療法

　早期の乳がんでは，多くの場合，転移・再発を防ぐ目的で，手術後に化学療法を行う。手術後に化学療法を行う目的は，どこかに潜んでいる微小転移を死滅させることである。そうすることによって再発率，死亡率が低下する。作用が異なる複数の抗がん剤を使用することによって，がん細胞をより効果的に攻撃できるため，術後化学療法においては複数の抗がん剤を組み合わせて使用する。

　代表的な抗がん剤の分類（**表4-2**）として，以下があげられる。

・アルキル化薬

　DNAをアルキル化して，DNA複製を阻害し，細胞死をもたらす。

・代謝拮抗薬

　核酸やタンパク合成過程の代謝物と類似構造を持つ化合物で，核酸合成を阻害するなど細胞を障害する。

・抗腫瘍性抗生物質

　微生物により産生される化学物質で，DNA合成抑制，DNA鎖切断などの作用を持ち，抗腫瘍活性を示す。

・微小管阻害薬

　細胞分裂の際に紡錘体形成をしたり，細胞内小器官の配置や物質輸送など，細胞の正常機能の維持に重要な役割を果たしている微小管に作用して抗腫瘍効果を示す。

表 4-2　代表的な抗がん剤の分類

薬剤			
薬効分類名	投与方法	適応	特徴的な副作用
トポイソメラーゼⅡ阻害薬（アンスラサイクリン系）			
アドリアマイシン（ドキソルビシン塩酸塩） エピルビシン塩酸塩	静脈注射	術前 術後 転移再発	心筋障害，心不全，不整脈，急性骨髄性白血病（10 年 1.5%），吐き気，脱毛，骨髄抑制
微小管阻害薬（タキサン系薬剤）			
パクリタキセル	静脈注射	術前 術後 転移再発	末梢（まっしょう）神経障害，脱毛，アレルギー症状，筋肉痛・関節痛，骨髄抑制
ドセタキセル	静脈注射	術前 術後 転移再発	骨髄抑制，脱毛，浮腫，発疹，アレルギー反応
アルブミン懸濁型パクリタキセル	静脈注射	転移再発	末梢神経障害，脱毛，アレルギー症状，筋肉痛・関節痛，骨髄抑制
その他の微小管阻害薬			
エリブリンメシル酸塩	静脈注射	転移再発	骨髄抑制，末梢神経障害，発熱，発熱性好中球減少症，骨髄抑制
代謝拮抗薬			
テガフール・ウラシル配合物（UFT）	経口	転移再発	下痢，口内炎
テガフール・ギメラシル・オテラシルカリウム配合剤（S-1）	経口	転移再発	吐き気，下痢，口内炎，涙流，嗅覚障害
カペシタビン	経口	転移再発	骨髄抑制，吐き気，脱毛，手足症候群，心障害，肝障害
フルオロウラシル（5-FU）	静脈注射	術前 術後 転移再発	骨髄抑制，下痢，口内炎，小脳失調，心筋虚血
ゲムシタビン塩酸塩	静脈注射	転移再発	骨髄抑制，間質性肺炎，倦怠感，発熱
アルキル化剤			
シクロホスファミド水和物	経口 静脈注射	術前 術後 転移再発	急性腎機能障害，出血性膀胱炎，抗利尿ホルモン不適合分泌症候群（SIADH），肺線維症
プラチナ系抗悪性腫瘍薬			
カルボプラチン	静脈注射	HER2 陽性乳がん 転移再発	吐き気，嘔吐，腎毒性，末梢神経障害，骨髄抑制
微小管阻害薬（ビンカアルカロイド系）			
ビノレルビン酒石酸塩	静脈注射	転移再発	倦怠感，骨髄抑制，便秘，静脈炎，腸管麻痺，間質性肺炎，気管支痙攣
葉酸代謝拮抗薬			
メトトレキサート（MTX）	静脈注射	術後 転移再発	急性腎不全，粘膜障害，骨髄抑制，神経障害
トポイソメラーゼⅠ阻害薬			
イリノテカン塩酸塩	静脈注射	転移再発	下痢，骨髄抑制，脱毛

・ホルモン療法薬

　ホルモン依存性の腫瘍に対してホルモン分泌抑制作用，または受容体拮抗作用などで抗腫瘍効果を示す。

・白金製剤

　DNA 鎖内または鎖間結合あるいは DNA タンパク結合を作って DNA 合成を阻害する。

・トポイソメラーゼ阻害薬

　トポイソメラーゼは，DNA に一時的に切れ目を入れて，DNA 鎖のからまり数を変える酵素である。この酵素を阻害することにより，抗腫瘍作用を示す。

・生物製剤

　サイトカインのなかで腫瘍増殖を抑制するもので，インターフェロン（IFN）とインターロイキン 2（IL-2）などがある。

■内分泌（ホルモン）療法

　ホルモン依存性悪性腫瘍に対して，拮抗ホルモンを投与する。乳がんや子宮内膜がんに対する抗エストロゲン（estrogen）療法，前立腺がんに対する抗アンドロゲン（androgen）療法，甲状腺がんに対する甲状腺刺激ホルモン抑制療法などがある。

　卵巣機能が活発な女性では，主に卵巣から女性ホルモンが分泌されている。50 歳前後で閉経を迎えたあとの女性では，卵巣からの女性ホルモンの分泌は停止し，そのかわりに副腎皮質から分泌される男性ホルモンを原料として，「アロマターゼ」と呼ばれる酵素の働きによって女性ホルモンがわずかに産生される。

　手術後に，ホルモン受容体のある乳がんかどうか，がんの組織を詳しく調べると，「ホルモン受容体」のある乳がんでは，女性ホルモンががんの増殖に影響している。内分泌（ホルモン）療法は，女性ホルモンの分

泌や働きを妨げることによって乳がんの増殖を抑える治療法で，ホルモン受容体のある乳がんであれば効果が期待できる。

　内分泌療法には抗エストロゲン薬，選択的アロマターゼ阻害薬，LH-RH アゴニスト（黄体ホルモン放出ホルモン抑制薬）などが使われる。乳がんの術後や転移性乳がんに用いられる抗エストロゲン薬は，女性ホルモンのエストロゲン受容体への結合を阻害する。

　選択的アロマターゼ阻害薬の作用する仕組みは，閉経後の女性に対してアロマターゼの働きを抑え，女性ホルモンの産生を抑えることである。閉経前の女性の場合は，卵巣からの女性ホルモンの分泌を抑える LH-RH アゴニスト（黄体ホルモン放出ホルモン抑制薬）を併用することがある。その他にも，プロゲステロン製剤などを使用する場合もある。手術後に行う場合は5〜10 年間の投与が目安となる。

■**分子標的薬**（表 4-3）

　発がんのメカニズムが明らかにされてきている。その発がんの仕組みのなかで，悪性腫瘍に特異的な分子生物学的特徴に対応する分子を標的にした薬剤では，特異抗体や，酵素活性阻害薬，受容体拮抗薬，その他など多彩である。

　あるがん遺伝子は，ある種のタンパク質のリン酸化を行う酵素(キナーゼ)の活性を高めることにより，細胞をがん化させることがわかっている。このリン酸化酵素の活性を抑制する薬剤が開発され，がんを治療する薬として用いられている。例として，イマチニブが慢性骨髄性白血病に効果がある。

　乳がんでは，すべての乳がん細胞ではないが，一部に HER2 という遺伝子の受容体を発現しているがん細胞があり，この HER2 受容体陽性がん細胞に対して，HER2 の抗体（トラスツズマブ）を投与すると，再発のリスクが減少することが確かめられ，臨床で使われている。

表 4-3　代表的な分子標的薬

薬剤				
薬効分類名	投与方法		適応	特徴的な副作用
HER2 ヒト化モノクローナル抗体				
トラスツズマブ	静脈注射	術前 術後 転移再発	HER2 過剰発現が確認された乳がんが対象	心障害，アナフィラキシー様症状，インフュージョンリアクション，悪寒，発熱，全身倦怠感
ペルツズマブ	静脈注射	転移再発	トラスツズマブとタキサン系抗がん剤と併用で使用	トラスツズマブに準じる，発疹，下痢
HER2 ヒト化モノクローナル抗体コンジュゲート薬				
トラスツズマブエムタンシン（T-DM1）	静脈注射	転移再発	トラスツズマブ併用療法にもかかわらず進行してしまった場合に使用	吐き気，嘔吐，下痢，疲労感，肝機能障害，血小板減少
抗 VEGF ヒト化モノクローナル抗体				
ベバシズマブ	静脈注射	転移再発	パクリタキセルと併用	ショック，アナフィラキシー，消化管穿孔，瘻孔，創傷治癒遅延，出血，血栓塞栓症，高血圧性脳症，高血圧性クリーゼ，可逆性後白質脳症症候群，ネフローゼ症候群，骨髄抑制，感染症，うっ血性心不全，間質性肺炎，血栓性微小血管症
HER1，2 チロシンキナーゼ阻害薬				
ラパチニブトシル酸塩水和物	経口	転移再発	HER2 過剰発現が確認された手術不能または再発乳がんが対象	下痢，発疹，爪周囲炎，皮膚障害
mTOR 阻害薬				
エベロリムス	経口	転移再発	ホルモン療法と併用	口内炎，貧血，呼吸困難，高血糖，倦怠感，薬剤性肺炎，肝酵素上昇

　分子標的治療薬は，がんの増殖にかかわっている分子を標的にして，その働きを阻害する薬である。分子標的治療薬にはさまざまな薬剤がある。

　乳がんでは，細胞の表面にあり乳がんの増殖にかかわっていると考えられているタンパク質（HER2）の働きを阻害する抗 HER2 薬が手術の前後や再発した場合などに，腫瘍の性質に応じて使われている。病理検査で HER2 が陽性であることがわかった場合に治療が検討される。分子標的薬はがん細胞だけを狙い撃ちに治療をするため，一般に副作用は軽い。

■免疫療法

　悪性腫瘍の患者では，細胞性および液性免疫の活性化を行うことにより，自己の免疫機能により，がん細胞を攻撃し，治療効果を期待する。

4. リハビリテーション

（1）リハビリテーション

　リハビリテーションの定義は，社会に復帰することを言う。脳血管疾患や，骨折や関節障害などで，四肢の運動器の機能障害が残った場合，また心筋梗塞や慢性呼吸器疾患などの内部障害の場合に，機能を回復すること，また機能が完全に回復しない場合でも，残された機能を活用して，社会復帰を図ること，また残存機能を，さらに低下させないように維持することも含む。

（2）理学療法

　法律で「理学療法」とは，身体に障害のある者に対し，主としてその基本的動作能力の回復を図るため，治療体操その他の運動を行わせ，および電気刺激，マッサージ，温熱その他の物理的手段を加えることをい

う。理学療法士（physical therapist：PT）が行う。理学療法士の役割は，『外傷や病気などで身体に障害のある人や障害の発生が予測される人に対して，基本動作能力（座る，立つ，歩くなど）の回復や維持，および障害の悪化の予防を目的に，運動療法や物理療法（温熱，電気等の物理的手段を治療目的に利用するもの）などを用いて，自立した日常生活が送れるよう支援する医学的リハビリテーションを行うことである。』（文献9を著者が改変）

『関節可動域の拡大，筋力強化，麻痺の回復，痛みの軽減など運動機能に直接働きかける治療法から，動作練習，歩行練習などの能力向上を目指す治療法まで，動作改善に必要な技術を用いて，日常生活の自立を目指します。』[8]

（3）作業療法

法律で「作業療法」とは，身体または精神に障害のある者に対し，主としてその応用的動作能力または社会的適応能力の回復を図るため，手芸，工作その他の作業を行わせることを言う。

5. 臓器移植，再生医療

（1）臓器移植

臓器移植とは，重い病気や事故などにより臓器の機能が低下した人に，他者の健康な臓器と取り替えて機能を回復させる医療である[9]。

（2）再生医療

再生医療とは，病気や外傷などにより失われた身体の組織を再生する医療である。再生医療については，平成26（2014）年9月に，世界で初めてiPS細胞を用いた移植手術が行われるなど，着実に成果を上げてい

るが，再生医療は，これまで有効な治療法のなかった疾患の治療ができるようになる[10]。

6.　予防接種

　予防接種は，感染症を防ぐ手段である。予防接種の定義は，予防接種法第 2 条によれば，「予防接種とは，疾病に対して免疫の効果を得させるため，疾病の予防に有効であることが確認されているワクチンを，人体に注射し，又は接種すること」である。

　予防接種の目的は，予防接種法第 1 条によれば，「伝染のおそれがある疾病の発生及びまん延を予防するために公衆衛生の見地から予防接種の実施その他必要な措置を講ずることにより，国民の健康の保持に寄与するとともに，予防接種による健康被害の迅速な救済を図ること」とされている。

　予防接種は，人工能動免疫の目的で行われる抗原の投与であり，この時に用いられる医薬品をワクチンと言う。ワクチンは，生ワクチンと，不活化ワクチンに分けられる。生ワクチンは，弱毒生ワクチンで弱毒株の生きた病原体であり，微生物の病原性を低下させつつも，ヒトの体内で増殖できる微生物を言う。不活化ワクチンは，微生物の病原性をホルマリン処理などで完全に消滅させたものである。

　予防接種の意義として，個人のための個人防衛と，地域社会全体で免疫力を上げて集団として大きな流行を防ぐ社会防衛がある。個人防衛としては，予防接種を受けた本人が感染するリスクが減少する，または感染して発症しても症状が軽く済むという目的で行う。わが国の 65 歳以上の高齢者に対する肺炎球菌ワクチンの接種や，同じく高齢者や若年者などリスクの高い人のインフルエンザの予防接種などがその例である。

　社会防衛とは，社会集団全体に感染が広がらないことを目的にする。

予防接種を受け免疫を獲得した人が集団に多ければ，感染者が出ても人から人に感染が拡大する連鎖が途中で途絶えることになり，地域社会での大流行を防ぐことができる。この場合，予防接種を受けなかった人も，集団での免疫力獲得の恩恵を受ける。

引用文献

1) 森岡恭彦：医学の近代史 苦闘の道のりをたどる NHK ブックス，NHK 出版，2015
2) 日本ロボット外科学会：da Vinci について．http://j-robo.or.jp/da-vinci/index.html
3) 国立循環器病研究センター心臓外科ホームページ．http://www.ncvc.go.jp/hospital/section/cvs/hcs/
4) 浦部昌夫，他編集：今日の治療薬 解説と便覧，南江堂，2020
5) 兵庫県立粒子線医療センター：兵庫県立粒子線医療センターについて．http://www.hibmc.shingu.hyogo.jp/about/index.html
6) 兵庫県立粒子線医療センター：粒子線治療について—粒子線とは—．http://www.hibmc.shingu.hyogo.jp/ion/about.html
7) 兵庫県立粒子線医療センター：粒子線治療について—X 線治療と粒子線治療の違い—．http://www.hibmc.shingu.hyogo.jp/ion/difference.html
8) 日本理学療法士協会：理学療法とは．http://www.japanpt.or.jp/aboutpt/physicaltherapist/
9) 日本臓器移植ネットワーク：移植と提供とは？ https://www.jotnw.or.jp/learn/about/
10) 厚生労働省：再生医療について．https://www.mhlw.go.jp/stf/seisakunitsuite/bunya/kenkou_iryou/iryou/saisei_iryou/index.html

参考文献

・福田国彦，他：系統看護学講座　別巻　臨床放射線医学，医学書院，2009
・国立がん研究センターホームページ
　https://ganjoho.jp/public/cancer/breast/treatment.html

5 | 神経機能の障害

山内豊明

《**目標 & ポイント**》
生活をする，すなわち意図を持って「生きていく」ためには，周囲を把握する
機能，すなわち身体に入力される情報を収集する感覚器系，それらを統合し
て各器官系の働きを調整する中枢神経系，そして周囲へ働きかけるしくみ，
すなわち運動系，の各々が連動していく必要がある。本章ではこれらのうち
の中枢神経系ならびに感覚器系についての障害を学ぶ。
《**キーワード**》 脳血管障害，神経変性疾患，認知症，脱髄性疾患，末梢
神経性疾患，感覚機能障害

1. 脳血管障害

　脳血管障害とは，中枢神経系における血液循環の障害を表す言葉であ
り，第二次世界大戦後から 1980 年まではわが国の死因の第 1 位であっ
た。2019 年現在では，悪性腫瘍，心疾患，老衰に次ぐ第 4 位であるが，
相変わらず主要死因の 1 つであり，入院受療率も増加傾向にある。

　その背景には X 線 CT 検査や MRI 検査の普及による画像診断技術の
普及や各種治療技術の進歩が大きく貢献しているが，その一方で療養の
長期化などは，今後ますます深刻化していくとも言われている。

　脳の重量は 1,500 g 前後と言われ，全体重の約 2.5％の重量比である
が，脳血流量は心拍出量の 20％程度を占め，脳循環の大切さを端的に物
語っている。

　脳は各々の部位に機能が対応しているうえに，神経細胞は特殊に機能

分化したために自らの再生能力が失われており，一度細胞死すると再生することができない。そのために，脳循環の障害は障害部位に対応した機能障害を起こし，かつそれが残存することになる。

　したがって脳血管障害については，まずは予防がなにより大切である。そして治療とケアに際しては，機能障害を残さないように迅速な原因除去に努めることと，早期リハビリテーション介入等による残存機能の維持向上をはじめとする集学的なアプローチで進めていくことがポイントとなる。

　急性発症する脳血管障害は，またの名は脳卒中とも呼ばれ，血管が詰まる「脳梗塞」と血管が破れる「頭蓋内出血」とに大別される。

　脳梗塞は虚血性脳血管障害とも言われ，さらに，アテローム血栓性脳梗塞，心原性脳塞栓症，ラクナ梗塞，の3つの代表的な臨床病型に分類され，頭蓋内出血はさらに，脳出血，くも膜下出血，硬膜下出血，硬膜外出血に分類される（図 5-1，図 5-2）。

（1）脳梗塞（虚血性脳血管障害）

　脳梗塞とは，脳を灌流している血管の閉塞ないしは狭窄による循環不全のために脳神経細胞に不可逆的変化を生じたものである。

a）成因と症状

■アテローム血栓性脳梗塞

　頭蓋内・頭蓋外の比較的太い動脈の動脈硬化性病変の進行により狭窄部に血栓が形成されて発症するアテローム血栓性脳梗塞は，血管の分岐部（頸動脈分岐部など），蛇行部（内頸動脈サイフォン部），合流部（脳底動脈）などに好発し，大脳皮質症状（失語症・視野障害・共同偏視）あるいは脳幹や小脳の機能障害をきたすことが多い。一過性脳虚血性発作（transient ischemic attack：TIA）の既往があることが多い。頸部血

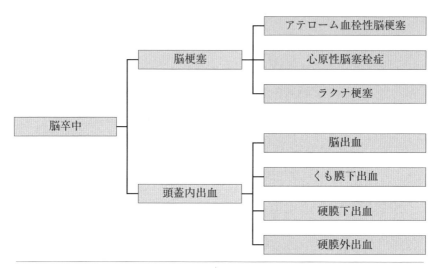

図 5-1　脳血管障害

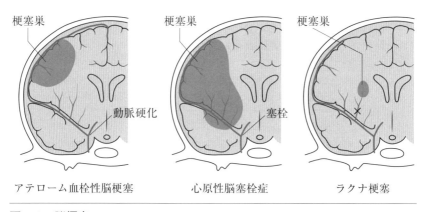

梗塞巣　　　　　　　　梗塞巣　　　　　　　　梗塞巣

動脈硬化　　　　　　　塞栓

アテローム血栓性脳梗塞　　　心原性脳塞栓症　　　　　ラクナ梗塞

図 5-2　脳梗塞

管雑音を認めた場合は頸動脈分岐部での狭窄を示唆する。

■心原性脳塞栓症

　心房細動，陳旧性心筋梗塞，人工弁などの心疾患やその治療によって心腔内に形成された血栓が頸動脈を介して脳動脈を詰めてしまう心原性脳塞栓症では，症状が突発的に生じ短時間に完成してしまうタイプのものが多い。意識障害を伴うことも多く，大脳皮質症状をきたしやすい。また血栓が溶解し再開通しやすいことが特徴で，その際には虚血で脆くなった血管が破綻して出血性梗塞（hemorrhagic infarction）となりやすい。

■ラクナ梗塞

　直径 1.5 cm 以下の小さな梗塞であるラクナ梗塞は主幹動脈から分枝した脳深部にある穿通枝動脈の閉塞によるもので，血栓性，塞栓性，血行障害性のいずれの可能性もある。大脳皮質症状，単麻痺，意識障害などはまれであり，病巣部位によっては症状が全く出現しないこともまれではない。TIA が先行することはまれであり，比較的軽度な神経症状が突発する。

b）脳梗塞の治療

　急性期の脳梗塞治療にあたっては「脳卒中治療ガイドライン」[1)]が指針となる。発症から 4.5 時間以内の超急性期には遺伝子組換え型プラスミノゲンアクチベータ（rt-PA）静脈注射による血栓溶解療法の適応がある。その他，抗血小板薬の経口投与等による抗血栓療法，ヘパリンの持続静脈注射などによる抗凝固療法により虚血による症状の回復を図る。さらにアテローム血栓性脳梗塞や心原性脳塞栓症の場合は，急性変化に伴う脳浮腫の進行に対して濃グリセリン・果糖注射液（グリセオール®）の静脈内投与による抗脳浮腫療法やエダラボン静脈内投与による脳保護療法が併用される。

　慢性期においては，抗血小板薬投与による抗血栓療法によって再発防止に努めるとともに，危険因子である高血圧，糖尿病，脂質異常症（高脂血症），喫煙等のコントロールを図る。

　脳血管の主幹動脈である内頸動脈や中大脳動脈の主幹部の狭窄や閉塞に対しては内科的治療のみならず外科的治療が適応される場合もある。狭窄部をバルーンで血管腔を拡張させる経皮的血管拡張術や，ステントグラフトを留置して拡張させた血管腔を確保する頸動脈ステント留置術，あるいは直接血管を切開することでプラークを除去する頸動脈内膜剥離術などが行われることもある。他にもウロキナーゼなどの動脈内注射による血管内手術として頸動脈的選択的局所血栓溶解療法もある。広範囲な脳梗塞に伴う頭蓋内圧亢進に対して減圧開頭術，小脳梗塞による水頭症や脳幹部圧迫に対して脳室ドレナージや開頭減圧術が実施される場合もある。

（2）頭蓋内出血

　頭蓋内出血では，原因によらず脳実質内で出血した脳出血と，原因によらずくも膜下腔に出血したくも膜下出血とが主である。ほかにも硬膜下出血，硬膜外出血があるが，いずれも頭部外傷等に伴うものでここでは省略するものとする。

■脳出血

　脳実質内での出血はさまざまな原因で起こりうるが，高血圧性脳内出血が最も多い。かつては脳卒中の7割程度が脳出血であったが，昨今の高血圧対策が功を奏して近年では3割程度となっている。しかしながらそれでも欧米に比べると2倍程度高く，わが国においては依然重要な健康課題である。

　脳出血は出血部位により分類され被殻（約40％），視床（約30％），皮

質下（約10％），小脳（約10％），脳幹（約10％）の発症分布である。臨床症状は発症部位に対応する局所症状（運動麻痺，感覚異常，高次脳機能障害等），非特異的徴候（頭痛，めまい感，興奮等），全身徴候（意識障害，呼吸異常等）で突然発症する。発症後数時間以内，特に3〜6時間は血腫の増大，脳浮腫，水頭症，脳ヘルニアの進行により症状の増悪を認めることが多く容態変化が激しいが，発症後半日以降の血腫の増大はまれである。症状変化の観察がポイントである。

　超急性期には特異的な所見が得られづらい脳梗塞に比べて，脳出血に関してはX線CT検査での検出力が高いため診断は容易である。急性期の治療は「脳卒中治療ガイドライン」[1]が指針となる。ガイドラインでは，血腫量が10 mL未満の小出血や神経学的所見がない場合には手術は行わず，また意識レベルが深昏睡の場合は手術による改善が期待できないとされている。また，出血部位ごとに手術適応が示されている。さらにガイドラインでは急性期は収縮期血圧を180 mmHg未満あるいは平均血圧を130 mmHg未満に維持し，頭蓋内圧亢進に対して高張濃グリセリンにて適切に治療することも推奨されている。急性期を脱したら早期にリハビリテーションを開始し症状の改善を図るべきである。慢性期では血圧のコントロールが重要となる。

■くも膜下出血

　くも膜下出血の原因の約85％は脳動脈瘤（**図5-3**）の破裂である。ほかには脳動静脈奇形（arteriovenous malformation：AVM），動脈解離の破綻，外傷などで起こる場合もある。脳動脈瘤の破裂では，内頸動脈・後交通動脈分岐部が約40％と最も多

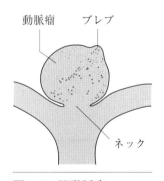

図5-3　脳動脈瘤

表 5-1　WFNS の分類[2]

重症度	GCS スコア	主要な局所神経症状（失語または片麻痺）
グレード I	15	なし
グレード II	14〜13	なし
グレード III	14〜13	あり
グレード IV	12〜7	有無は不問
グレード V	6〜3	有無は不問

表 5-2　ハント・コスニック（Hunt & Kosnik）の分類[3]

重症度	基準徴候
グレード 0	未破裂の動脈瘤
グレード I	無症状か，最小限の頭痛および軽度の項部硬直をみる
グレード I a	急性の髄膜あるいは脳症状をみないが，固定した神経学的失調があるもの
グレード II	中等度から強度の頭痛，項部硬直をみるが，脳神経麻痺以外の神経学的失調はみられない
グレード III	傾眠傾向，錯乱状態，または軽度の巣症状を示すもの
グレード IV	昏迷状態で，中等度から重篤な片麻痺があり，早期除脳硬直および自律神経障害を伴うこともある
グレード V	深昏睡状態で除脳硬直を示し，瀕死の様相を示すもの

く，次いで中大脳動脈分岐部（約 30％），前交通動脈（約 20％）と，分岐部に多い。未破裂の動脈瘤の年間破裂率は 5 mm 以下では 0.5％に対して 10 mm 以上では 1.5％と，サイズが大きいものほどリスクが大きいと言われている。血液は X 線 CT 検査での描出が容易であるため，少量の出血でない限り画像診断的には見逃されることは少ない。

　重症度の分類としては世界脳神経外科連盟（World Federation of Neurosurgical Societies：WFNS）分類[2]（表 5-1）やハント・コスニック（Hunt & Kosnik）の分類[3]（表 5-2）が広く用いられており，重症度予測

には強い相関が認められる。

　くも膜下出血では，突然のこれまでに経験したことのないような激しい頭痛が最も特徴的な症状であり，悪心・嘔吐を伴うことが多い。頭痛は「ハンマーで殴られたような」「バットで殴られたような」「頭が割れるような」突然の激烈なものを，後頭部から頭頂部にかけて放散するように自覚することが多い。発症後数時間から 2 日以内に，頸部硬直，ケルニッヒ（Kernig）徴候などの髄膜刺激症状が出現し数週間持続する。局所症状は欠くことが多く，血腫により急激に頭蓋内圧亢進による脳ヘルニアなどを起こすこともある。再出血を認める場合は発症 24 時間以内と発症後早期であることが多いが，保存的治療をした場合，最初の 1 か月で 2～3 割が再出血を起こすことから，手術療法などによる再出血予防は重要である。再破裂した場合の致死率は非常に高いために，急性期治療はまず破裂した動脈瘤に対する外科的処置を施す。脳動脈瘤頸部クリッピング術が第一選択であるが，それが困難な場合は動脈瘤トラッピング術，動脈瘤被包術なども選択される。血管内治療としてはコイル塞栓術などが行われる。

　発症数日後には血管攣縮を認めることがあり，その程度が強ければ脳循環障害を生じ脳梗塞となる場合もある。その予防策として血管拡張薬の動脈内注射，バルーンカテーテルによる血管拡張術などがある。

　急性水頭症に対しては脳室ドレナージを行い，遅発性の症状である正常圧水頭症に対しては脳室-腹腔シャント術などを行う。

2.　神経変性疾患

　一度細胞死すると再生できない神経細胞から構成されている神経系は，その細胞死を生じた部位に対応する機能障害を呈することになる。神経変性疾患とは原因不明の疾患ごとに決まった種類・部位の神経細胞

群の進行性・不可逆性の変性・脱落の結果，さまざまな神経・精神症状を呈する一群の疾患である。本章ではそのなかでも代表的なものとして大脳基底核変性疾患と運動ニューロン疾患を取り上げる。

a）大脳基底核変性疾患

随意運動について，その動きの目的に叶うように調整するには錐体外路系が重要である。線条体・視床下核・淡蒼球・黒質から構成されている大脳基底核は，錐体外路系の主要部である。したがって大脳基底核の障害は錐体外路系の障害をきたし，随意運動の構築に支障をきたすことになる。運動が緩徐になるパーキンソン病（Parkinson disease）や不規則な不随意運動が過剰に出現するハンチントン病（Huntington disease）などは，錐体外路系症状を呈する大脳基底核変性疾患の代表例である。

■パーキンソン病

わが国の有病率は人口10万人当たり100〜150人と比較的高く，60歳以上の高齢者での罹患率は1％程度であり，加齢とともに増加し，神経変性疾患としてはアルツハイマー病（Alzheimer disease）に次いで頻度が高い。50歳代後半から60歳代前半の発症が多いが，2割弱は45歳以下の発症である。

本態は大脳基底核の黒質緻密部のドパミン神経細胞の脱落であり，脳内伝達物質のドパミンが不足することによる疾患である。脳炎や脳血管障害の後遺症，一酸化炭素中毒，各種薬剤の副作用などによるものをパーキンソン症候群と呼び，それ以外の原因不明のものをパーキンソン病と称する。

初発症状は片側性であることが多く，片側上肢の安静時振戦や動作緩慢，歩行困難などで気がつくことが多い。（安静時）振戦・筋強剛（固縮）・自発運動減少（無動・寡動・動作緩慢）・姿勢反射障害の4大症状に加えて自律神経症状やうつ状態などを併せ持つことも少なくない。

表5-3 パーキンソン病診断基準[4)]

平成 27 年 1 月 1 日の指定難病

厚生労働省健康局長通知「難病に係る診断基準及び重症度分類等について」
以下の診断基準を満たすものを対象とする。(疑い症例は対象としない。)
1 パーキンソニズムがある。※1
2 脳 CT または MRI に特異的異常がない。※2
3 パーキンソニズムを起こす薬物・毒物への曝露がない。
4 抗パーキンソン病薬にてパーキンソニズムに改善がみられる。※3
以上 4 項目を満たした場合,パーキンソン病と診断する(Definite)。
なお,1,2,3 は満たすが,薬物反応を未検討の症例は,パーキンソン病疑い症例
(Probable)とする。
※1 パーキンソニズムの定義は,次のいずれかに該当する場合とする。
(1) 典型的な左右差のある安静時振戦(4〜6 Hz)がある。
(2) 歯車様筋強剛,動作緩慢,姿勢反射障害のうち 2 つ以上が存在する。
※2 脳 CT または MRI における特異的異常とは,多発脳梗塞,被殻萎縮,脳幹萎
縮,著明な脳室拡大,著明な大脳萎縮など他の原因によるパーキンソニズム
であることを明らかに示す所見の存在をいう。
※3 薬物に対する反応はできるだけドパミン受容体刺激薬又は L-DOPA 製剤に
より判定することが望ましい。

パーキンソン病と確定診断できる画像検査などはなく,問診とフィジ
カルアセスメントによって診断される。診断に際しては厚生労働省の診
断基準[4)](**表5-3**)を参考にし,重症度についてはヤール(Yahr)の重症
度分類(**表5-4**)に基づいてケア方針を検討していく。ヤールのⅠ度,Ⅱ
度では日常生活はほぼ自立しているが,Ⅲ度,Ⅳ度となると各種介助が
必要となり,Ⅴ度に至っては日常生活に全面的な介助が不可欠になる。

ドパミン補充薬(L-ドパ,levodopa)やドパミンアゴニスト(受容体
刺激薬)(ブロモクリプチンメチル酸塩等),ドパミン放出促進薬(アマ
ンタジン塩酸塩),アセチルコリン受容体遮断薬(抗コリン薬)など,薬
物療法(**図5-4**)の進歩により生命予後は一般人と大きく変わらないと

98

表5-4　パーキンソン病の重症度分類

ヤールの重症度分類	
０度	パーキンソニズムなし。
Ⅰ度	一側性の障害で体の片側だけ振戦や強剛を示す。日常生活にほとんど介助を要さない。
Ⅱ度	両側性の障害で，姿勢の変化がかなり明確となり，振戦，筋強剛，動作緩慢ともに両側にあるため日常生活がやや不便である。
Ⅲ度	明らかな歩行障害が見られ，方向転換の不安定，突進現象など姿勢反射障害がある。日常生活動作にもかなりの障害が見られ，一部介助は必要となる。
Ⅳ度	起立や歩行など日常生活の動作が非常に困難となり，労働能力は失われる。
Ⅴ度	自力での日常生活動作は不能で，介助による車椅子での移動または寝たきりとなる。日常生活では介助を必要とする。

考えられている。急速な進行例は比較的まれであり，発症後10年経過しても多くの場合は歩行可能である。しかし，長期の経過をみると徐々に重症化していく疾患でもあり，重症度に合わせたケアの提供が重要である。

b）運動ニューロン疾患

　骨格筋の運動を司る運動ニューロンが選択的に変性する疾患であり，筋萎縮性側索硬化症，球脊髄性筋萎縮症，脊髄性筋萎縮症などがある。

■筋萎縮性側索硬化症（amyotrophic lateral sclerosis：ALS）

　人口10万人当たりの発症率は0.4〜1.9人，有病率は2〜7人であり，男性にやや多く，発症年齢のピークは50〜60歳代である。さまざまな要因の関与も示唆されてもいるが，運動ニューロンが選択的に細胞死を生じることによって発症する疾患であり，依然として病態の本体は不明と言わざるを得ない。

　臨床症状としては，進行性の筋力低下と筋萎縮が特徴的であり，これらは下位運動ニューロン症状であるが，左右差を持って始まることも少

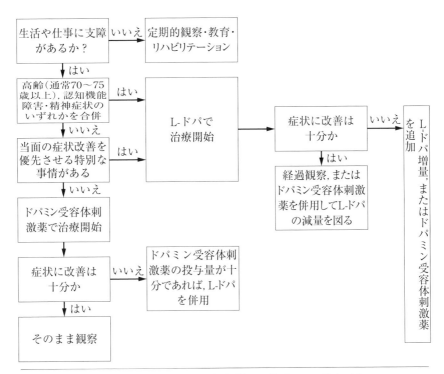

図 5-4　パーキンソン病初期（未治療患者）の治療アルゴリズム
（日本神経学会「パーキンソン病治療ガイドライン 2011 p 77」[5]より一部改変）

なくなく，単麻痺の訴えで初診することもある。一方，球麻痺を初発症
状とする場合は嚥下困難や構音障害で始まる。いずれにしろ呼吸筋麻痺
が進行して 3～5 年で呼吸不全となる。

　頸椎症，腰椎症，神経叢障害，末梢神経障害などとの鑑別が重要であ
るが，これらは髄節や末梢神経の支配域に沿って障害が認められるが，
ALS ではそれらに合致しない分布で感覚障害を伴わず，筋線維束性攣
縮を認めることが特徴的である。針筋電図検査で診断が確定する。

　進行性の筋力低下は，嚥下機能低下，コミュニケーション能力の低下，呼吸機能低下が主たる障害であり，これらの不可逆的進行性疾病に対して，医療者は患者や家族に共感するとともに，信頼関係を築き，起こりうるさまざまな課題に対して，事前に十分に話し合いをしておくことが重要となる。根治が難しくとも，取りうる最大の対応を心がけることが重要である。

c）認知症性疾患

　いったん正常に発達した知的機能が持続的に低下し，複数の認知障害をきたしたために社会的生活に支障をきたしている状態を認知症という。認知症と区別すべきものとして，加齢による認知機能の低下は老人性健忘であり，記銘力低下が認められるが自立した社会生活を送ることができている点で認知症とは異なるものである。ほかに意識障害やせん妄，うつ状態も認知症と混同されやすいので適切に区別すべきである。

■アルツハイマー病

　認知症のなかで最も頻度が高いアルツハイマー病は，初老期から老年期にかけて発症し，進行性の経過をたどる。

　アルツハイマー病の主症状（中核症状）としては，記憶障害，高度の見当識障害，失語・失行などの大脳皮質症状と，物事を計画し順序立てて遂行する実行機能障害がある。そして，これらの記憶障害をはじめとする各機能障害により，妄想・幻覚や抑うつなどの精神症状，徘徊などの行動異常の，行動・心理症状（behavioral and psychological symptoms of dementia：BPSD）（周辺症状）が出現してくる。

　一方で初期には運動麻痺や感覚障害はほとんど見られないが，経過とともにミオクローヌスや痙攣などが見られることもある。晩期には言語的コミュニケーションが不可能になり運動障害も出現してくることにより，ついには寝たきりとなり，死亡までの罹病期間は8〜10年程度であ

る。

　記憶障害のみの場合は軽度認知機能障害（mild cognitive impair-
ment：MCI）と呼ばれているが，MCI のなかにはアルツハイマー病に移
行するものも混在しているので要注意である。

　診断にあたっては，甲状腺機能低下症や正常圧水頭症など，治療可能
な認知症もあり，それらを鑑別することも重要である。

3. 脱髄性疾患

　神経線維を取り巻いている髄鞘が脱落する疾患である。多発性硬化症
（multiple sclerosis：MS）はその代表例である。中枢神経系のあらゆる部
位に時間的・空間的に多発する炎症性脱髄病巣を生じる疾病であり，再
発と寛解を繰り返しながら徐々に進行する。中枢神経系の白質に，自己
免疫的機序によって髄鞘が傷害され脱落した大小さまざまな病変が認め
られる。

　神経症状は脱髄病変に対応したものとなり，典型例では，数日の経過
で進行する身体部位の感覚異常，筋力低下，視力障害，複視，小脳失調，
めまい，などさまざまである。

　時間的・空間的に多発する神経症状から本症を疑い，診断確定には
MRI 検査が有用である。治療としては急性増悪期にはステロイドパルス
療法や免疫抑制による自己免疫メカニズムの沈静化を図る。再発予防と
して，インターフェロン β 製剤や免疫グロブリン療法があるが，再燃の
誘因となるストレスの軽減や感染予防なども重要である。

4. 末梢神経性疾患

　末梢神経を障害する疾患の代表例であるギラン・バレー症候群
（Guillain-Barré syndrom：GBS）は，2 肢以上の筋力が進行性に低下す

る自己免疫性の末梢神経疾患である。腱反射は消失ないしは減弱し，2〜4週間で症状のピークを迎える。多くの場合は先行感染が認められ，これらの原因菌の一部とヒトの神経に存在する糖脂質などとの構造類似が発症のメカニズムの場合もある。運動神経を主に障害するため，左右対称性に四肢の筋力低下が見られ，脳神経症状も見られることもある。重症例では呼吸筋麻痺も出現し，人工呼吸器管理となる場合もある。症状のピークを乗り越えれば徐々に回復し完治する例も多い一方，機能不全を残したり死亡例もあるため，必ずしも予後良好とも言い難いが，再発はまれである。

引用文献

1）日本脳卒中学会脳卒中ガイドライン委員会編：脳卒中治療ガイドライン 2015［追補 2017 対応］，協和企画，2017

2）Report of World Federation of Neurological Surgeons Committee on a Universal Subarachnoid Hemorrhage Grading Scale. J Neurosurg 68：985-986, 1988
Cancer Causes and Control/Harvard Report on Cancer Prevention, 7, 1996, 3-59, With permission of Springer
through Japan UNI Agency, Inc., Tokyo

3）Hunt WE, Kosnik EJ：Timing and perioperative care in intracranial aneurysm surgery. Clin Neurosurg 21：79-89, 1974
Hunt WE, Kosnik EJ. Timing and perioperative care in intracranial aneurysm surgery. Clin Neurosurg, 1974, 21, 79-89.
by permission of Oxford University Press
through Japan UNI Agency, Inc., Tokyo

4）厚生労働省健康局長通知：難病に係る診断基準及び重症度分類等について．厚生労働省，2014

5）日本神経学会監修，「パーキンソン病治療ガイドライン」作成委員会編：パーキンソン病治療ガイドライン 2011，p 77，医学書院，2011

6 | 呼吸機能の障害

佐伯由香

《**目標＆ポイント**》
生命活動に不可欠な酸素を取り込み，二酸化炭素を排出する機能を担う呼吸器系（気道，肺，胸腔）の主な疾患とそれによって生じる呼吸機能の障害について学ぶ。
《**キーワード**》 感染性呼吸器疾患，閉塞性肺疾患，気管支喘息，肺がん，呼吸不全

1. 呼吸器系の形態と機能

（1）呼吸器系の構造

呼吸器系は，鼻腔，咽頭，喉頭，気管，気管支，左右の肺と肺を覆っている胸膜，呼吸運動にかかわっている横隔膜や肋間筋などから構成される。このうち，鼻腔から喉頭までを上気道，気管から末梢の気道を下気道と言い，左右の主気管支は肺内に入ると分岐を繰り返して最終的に肺胞となる（**図6-1**）。

肺胞を構成している肺胞上皮には，Ⅰ型肺胞上皮細胞とⅡ型肺胞上皮細胞の2種類がある（**図6-2**）。Ⅰ型細胞はガス交換を行い，Ⅱ型細胞は，サーファクタントと呼ばれる肺胞界（表）面活性物質を分泌して，肺が虚脱するのを防いでいる。サーファクタントは胎生28〜32週に産生されるようになるため，それ以前に出生した児は肺が十分膨らまず，呼吸困難をきたす（新生児呼吸窮迫症候群）。

胸骨，肋骨，胸椎ならびにそれらに付随する筋で構成される籠状の構

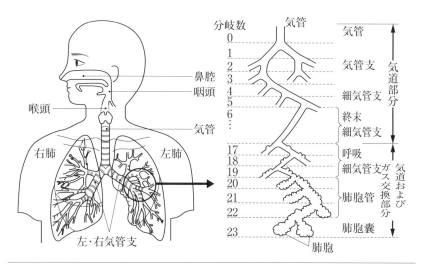

図 6-1　呼吸器の構造
（文献 1.　中野昭一（編）：図解生理学，p130，医学書院，1981 より転載）

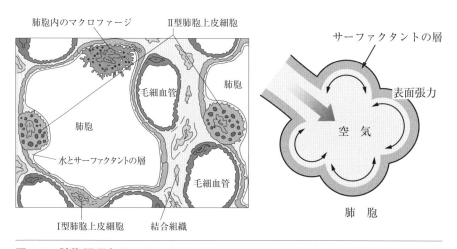

図 6-2　肺胞周辺とサーファクタント
　肺胞には組織間液による表面張力が常に働いており，肺がしぼむよう作用している。サーファクタントが分泌されることによって，その作用を弱め，肺胞の虚脱を防いでいる。

造物を胸郭と言い，胸郭の壁を胸壁，胸壁の内部を胸腔と言う。胸腔内は大気圧と比べて常に陰圧である。

（2）呼吸器系の機能

　呼吸器系の働きは吸息によって外界から酸素 O_2 を取り入れ，体内で代謝活動の結果産生された二酸化炭素 CO_2 を呼息によって排出することである。通常の呼吸において吸息運動にかかわっているのは横隔膜と外肋間筋で，また，胸腔内圧が常に陰圧である必要がある。

　肺胞周辺は毛細血管が豊富で，肺胞内と血液との間でガス交換が行われる。全身から右心系に戻った静脈血が肺に送られると，静脈血内の CO_2 が肺胞内へ，肺胞内の O_2 が血液中に拡散し，O_2 が多い動脈血となって左心房に戻る。

（3）呼吸機能の検査
ａ）換気機能検査

　スパイロメーターを用いて肺に出入りする空気の量を測定する検査をスパイロメトリーと言い（**図 6-3**），さらに努力性肺活量を測定することによって閉塞性換気障害と拘束性換気障害の有無がわかる（**図 6-4**）。努力呼出曲線（最大吸気位－最大呼気位）をもとに縦軸に呼気気流速度（L/秒），横軸に肺気量として書かれた曲線をフローボリューム曲線，最大呼気流量をピークフローと言い，閉塞性換気障害の診断に役立つ。

ｂ）動脈血液ガス分析

　動脈血の O_2 分圧（PaO_2，正常値 80〜100 Torr）と CO_2 分圧（$PaCO_2$，35〜45 Torr），O_2 飽和度（SaO_2，≧95％）を測定することによって呼吸機能，特にガス交換の状態と酸塩基平衡を評価することができる。指先や耳介に装着するパルスオキシメーターでも非観血的かつ持続的に動脈

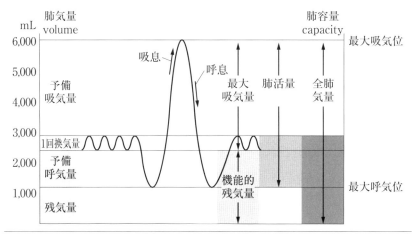

図 6-3　スパイロメーターによる肺気量分画

volume は基本容量，capacity は volume を合算したものである。

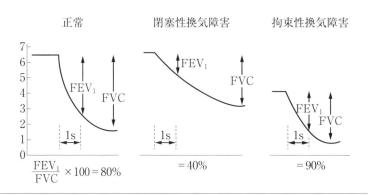

図 6-4　努力性肺活量と努力呼出曲線

FEV₁：1 秒間努力性呼気量，FVC：努力性肺活量，1s：1 秒

血 O_2 飽和度を測定することができる（経皮的酸素飽和度，SpO_2）。

c）画像検査

■胸部 X 線検査

胸部 X 線検査は胸部疾患の診断において最初に行う検査である。X線は身体を通過する際種々の組織に吸収され透過後の X 線がフィルムを黒化させる。空気が存在すると黒く，骨や心臓，血管などは白く映る。この白黒の濃淡によって空気の入り具合や病変の有無が鑑別できる。

■胸部 CT・MRI 検査

胸部 CT（computed tomography）は多方面から X 線を照射して X 線の吸収度を測定し，これをコンピュータで合成して画像化したものである。胸部 X 線よりも精度が高く，わずかな違いも観察できる。磁気共鳴画像（magnetic resonance imaging：MRI）検査は核磁気共鳴現象を利用し生体内のプロトンが発する信号を検知して画像化するもので，あらゆる方向からの断層像が可能である。

■内視鏡検査

気管支鏡と呼ばれる細くて柔らかい管を口あるいは鼻から挿入して，気管や気管支の内腔を観察したり，組織や細胞を採取して診断に役立てる検査である。また，気管支が細くなる疾患に対して気管支内腔を拡張させたり，血液や気道分泌物の吸引，気道内異物の除去など処置や治療にも使用されている。

2. 呼吸器系の異常

（1）感染性呼吸器疾患

a）かぜ症候群とインフルエンザ

上気道粘膜の急性炎症を総称してかぜ症候群と言い，最も頻度の高い感染症である。原因としては80〜90％がウイルス，それ以外では一般細

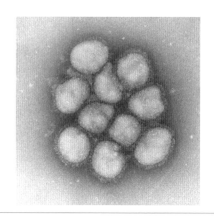

図 6-5 インフルエンザウイルス電子顕微鏡写真 (600 dpi)
インフルエンザ A（H1N1）pdm（published 2011.6.8）
（国立感染症研究所 HP より引用）

菌や肺炎マイコプラズマなど特殊な細菌も原因となることがある。症状としては鼻閉や鼻汁，咽頭痛が主体で，発熱，頭痛などを伴う。通常は安静，水分・栄養補給によって1週間程度で自然治癒する。

　インフルエンザはインフルエンザウイルス（**図6-5**）による急性熱性感染症で，通常，寒い季節に流行する。このウイルスにはA，B，C型の3つがあり，年によって流行する型が異なる。38℃以上の発熱，咳嗽，頭痛や筋肉痛などが出現し，小児では嘔吐や下痢などの消化器症状を起こすこともある。抗インフルエンザウイルス薬は発症後48時間以内に使用すると効果的であると言われている。安静加療により1週間程度で治癒する。

b）肺炎
　肺炎（pneumonia）とは，病原微生物の感染によって生じる肺実質の急性炎症を指す。平成30（2018）年の疾患別死亡率（人口10万対）で肺

表 6-1　発症の場による肺炎の分類

肺炎の種類	説明
市中肺炎（CAP）	基礎疾患を有しない，あるいは軽微な基礎疾患の人に起こる場合で，肺炎球菌，インフルエンザ菌，マイコプラズマなどが主な病原微生物となる。
院内肺炎（HAP）	入院後 48 時間以上経過した後に発症した肺炎で，基礎疾患を有する人に起こるため重症化しやすい。
医療・介護関連肺炎（NHCAP）	通院で継続的に医療を受けている人や介護施設あるいはその他の長期療養施設に居住している人などが肺炎を発症した場合で，多様な環境を背景とした肺炎。誤嚥性肺炎も含まれ，高齢者が多い。

　炎は，悪性新生物，心疾患，老衰，脳血管疾患に次いで第 5 位を占めている。2017 年から ICD-10（国際疾病分類第 10 版）が適用されたことにより，この肺炎には誤嚥性肺炎は含まれてはいない。

　一般細菌感染によって起こる細菌性肺炎とマイコプラズマやウイルス，クラミジアなど一般細菌以外の病原微生物によって起こる非定型肺炎に分けることができる。また，発症の場の違いによって，市中肺炎，院内肺炎，医療・介護関連肺炎に分けられる（**表 6-1**）。

　主な症状は発熱，頭痛，倦怠感，食欲不振などの全身症状と咳嗽，喀痰，胸痛，呼吸困難などの呼吸器症状である。頻呼吸や聴診器による呼吸音の異常，打診による濁音が認められる。血液検査では白血球数，C反応性タンパク（C-reactive protein：CRP）が上昇するが，非定型肺炎では白血球数の増加が見られないこともある。胸部 X 線写真や胸部 CTを行うと浸潤影が認められる。これは境界の不明確な白い影で，炎症によって肺胞内に液体成分が貯留することによって起こる。病原微生物を特定するには，内視鏡によって気管支や肺から検体を採取して調べる迅

速検査や痰の塗抹染色検査と培養検査を行う。

　病原微生物が特定されればそれに合う抗菌薬を使用するが，特定されない場合は患者の年齢，身体所見等から重症度を判断し，細菌性か非定型性か判断して治療を進める。

■誤嚥性肺炎

　嚥下機能や日常生活動作（activities of daily living：ADL），免疫機能が低下した人などの誤嚥によって起こり，高齢者や寝たきりの人に発症しやすい。摂食嚥下時にむせて起こる誤嚥と，夜間など鼻腔や咽頭腔などからの分泌物を誤嚥する場合があり，高齢者では後者が多い。平成30（2018）年の死亡順位では，第7位となっている。

c）肺結核［症］

　平成30（2018）年新規登録結核患者数は15,590人，罹患率（人口10万対）は12.3で減少傾向が続いているが，他の先進諸国と比べると高い状況である。結核菌の空気感染による感染症で，約90％の感染者は免疫機構が働くため不顕性感染で発症はしない。初感染後早期に発症する一次結核症と初感染後長期間経過した後に発症する二次結核症がある。

　肺内に吸入された病原菌が増殖して定着すると病変が起こり，その一部が所属する肺門リンパ節に運ばれリンパ節でも病巣を作る（初期変化群）。病巣の中心部はチーズ様の色と硬さを持つ凝固壊死となる（乾酪壊死）。内部は空気がないため結核菌は増殖しないが，そのまま生残菌として生存し続ける。乾酪壊死部が排出されると空洞ができ，さらに排出された物質に結核菌が豊富に含まれ，さらにそこで結核菌が繁殖して他の人への感染源となるだけでなく，自身の周辺の肺に散って新しい病変ができる（図6 6）。

■診断と治療

　スクリーニング検査としてはインターフェロンγ遊離試験（interfer-

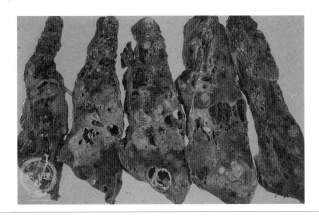

図 6-6　肺結核症の肺
乾酪性肺炎と空洞を伴った結節性病変がみられる。
（日本病理学会 HP http://pathology.or.jp/corepictures2010/05/c11/01.html より転載）

on-gamma release assay：IGRA）とツベルクリン検査があり，結核が疑われた場合には喀痰塗抹検査，培養検査，核酸増幅検査を行い，結核菌を同定する。初期は無症状であるが，進行すると咳嗽，発熱，全身倦怠感，体重減少，寝汗などが持続する。胸部 X 線・CT 検査では，肺門リンパ節の腫脹や肺野の結節影や空洞影が見られる。

　治療の基本は化学療法で，結核の治癒と持続生残菌による再発予防を目的に多剤併用療法を行う。患者の不規則な内服によって結核菌が薬剤耐性を獲得する場合がある。これを防ぐために第 3 者の監視のもとで直接服薬確認療法（direct observed treatment, short-course：DOTS）が行われている。

（2）気道閉塞性呼吸器疾患
　炎症や気道内異物，腫瘍などによって気道が閉塞し，空気の出入りが

障害された状態で，代表的な疾患として慢性閉塞性肺疾患，喘息などがあるが，喘息はアレルギー疾患で述べるので，ここでは慢性閉塞性肺疾患について学習する。

a）慢性閉塞性肺疾患（COPD）

慢性閉塞性肺疾患（chronic obstructive pulmonary disease：COPD）は増加傾向にあり，平成30（2018）年の死亡順位は男性で第8位，人口10万対死亡率は15.0（男性では25.3）となっている。COPDはたばこの煙を主とする有害物質を長期にわたって吸入することにより，気道や肺に炎症反応が起こり，進行性の気流制限をきたす疾患である。咳嗽，喀痰，労作時の呼吸困難などが見られる。

末梢気道の気管支に炎症が起こり，気道壁が肥厚して狭窄が起こるほか，分泌物が増加する。また，肺胞が破壊され，気腫化してくる（図6-7）。これは肺胞壁が破壊されることによって弾性収縮力が低下して肺胞が縮みにくくなるため，呼気が出にくくなる。

気道や肺に起こった炎症により，集まってきた好中球やマクロファージなどの炎症細胞からプロテアーゼ（タンパク分解酵素）が放出され，さらに肺胞が破壊される。また，同様に産生されたオキシダント（活性酸素）が組織を破壊するため炎症の増悪をもたらす。繰り返される刺激（たばこの煙など）によって炎症や障害が不可逆的な状態にまで進行し，COPDが引き起こされる。

■診断と治療

長期にわたって喫煙歴のある人が，慢性的な咳嗽や喀痰，労作時の呼吸困難がある場合に強く疑われる。確実に診断するためには，気管支拡張薬を吸収した後にスパイロメトリーで1秒率が70%未満であり，閉塞性障害をきたす他の疾患が除外できることを確認する。COPDでは全肺気量が増加して肺は過膨張になっているため，胸部X線を実施すると，

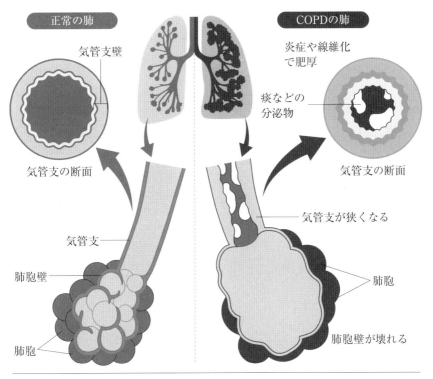

図 6-7　COPD の気道と肺胞の状態

　肺野の透過性が亢進し，横隔膜が下がり平坦化して，心臓が小さく細長くなる滴状心が見られる。肺の過膨張により，胸郭の前後径が増大し（樽状胸郭），呼息時間の延長が見られる。

　治療はまず禁煙である。薬物療法では，気管支拡張薬や必要に応じて吸入ステロイド薬も併用する。重症例では，長期酸素療法（long-term oxygen therapy：LTOT）や在宅酸素療法（home oxygen therapy：HOT）の適応となる。

（3）アレルギー性肺疾患

　異物の侵入に対して生体を護る免疫機能が異常に働いて生体に悪影響をもたらす状態がアレルギーである。ここでは代表的な気管支喘息を取り上げる。

a）気管支喘息

　気管支喘息は，気道に慢性的な炎症が存在し，複数の危険因子が作用して発症する。気道過敏性の亢進，気道のリモデリング，気道狭窄が引き起こされることで喘息症状が現れる。気道のリモデリングとは，慢性的な炎症によって傷害された気道では，不完全で不可逆的な修復によって，組織の構造が変化した状態である[3]（図6-8）。

■診断と治療

　スパイログラムで1秒量と1秒率の低下，フローボリューム曲線で閉塞性換気障害の所見が見られる。薬物療法は，日ごろから炎症を抑えて予防的に吸入ステロイド薬を使用したり，最近では長時間作用性β2刺激薬の吸入も行われる。発作が起こった時には，即効性の短時間作用性β2刺激薬を吸入する。

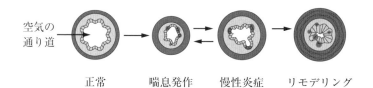

　　　　　正常　　　　喘息発作　　　慢性炎症　　　リモデリング

図6-8　気道のリモデリング
　気道の横断面。発作を繰り返すことによって気道壁が肥厚化し，元に戻らなくなる。

（4）腫瘍性肺疾患

　平成 30（2018）年悪性新生物の主な部位別死亡率（人口 10 万対）では，「気管，気管支および肺の悪性新生物」が男女ともに最も高い。喫煙者が肺がんに罹患するリスクは非喫煙者と比較して 3〜4 倍になる。（1 日の喫煙本数）×（年数）をブリンクマン指数と言い，400 以上で肺がん危険群とされている。原発性肺がんと転移性肺がんとがある。

　原発性肺がんとは，肺に発生する上皮性悪性腫瘍の総称で，組織学的に大きく小細胞がんと非小細胞がんの 2 つに分類できる。非小細胞がんが圧倒的に多く（約 80％），腺がん，扁平上皮がん，大細胞がんからなる。腺がんは肺の腺細胞から発生するがんで，肺の末梢に多く発生する。それに対して扁平上皮がんは末梢だけではなく中枢側の気管支からも発生し，男性の喫煙者に多い。大細胞がんはまれで末梢側に発生しやすい（図 6-9）。肺尖部に生じた腫瘍が進行して，周囲にある腕神経叢や頸部交感神経，上大静脈を浸潤・圧迫してくると，上肢の痛みやしびれ，浮腫などが起こることもある（パンコースト症候群）。また，バソプレシン分泌過剰症や Cushing 症候群など内分泌異常や筋力低下などの神経・筋症状を起こすこともあり，これらをまとめて腫瘍随伴症候群と呼んでいる。

■診断と治療

　多くは胸部 X 線検査で発見されることが多い。症状は，無症状のことも多いが，咳嗽，喀痰，血痰，疼痛，呼吸困難，嗄声，全身倦怠感などが見られる。胸部 X 線・CT 検査や喀痰細胞診検査のほか，気管支鏡検査などが実施されるが，確定診断をするには腫瘍組織の一部を採取して病理学的に診断する肺生検が有効である。病期診断は造影 CT や PET などによって行われ TNM 分類で決定する。TNM 分類とは肺がんが発生した部位でのがんの広がり（T），近傍のリンパ節への広がり（N），遠

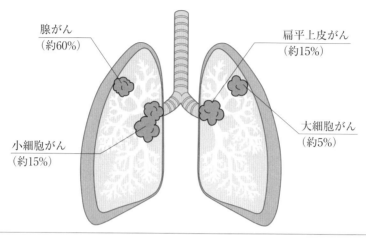

図 6-9　肺がんの種類と好発部位
　　腺がんと大細胞がんは肺の末梢側, 小細胞がんと扁平上皮がんは肺門部周辺の中枢側と末梢側に好発する。

隔転移の有無 (M) の 3 つの要因で構成され, これらの因子で病期が決定される。進行度については, 以下の I ～ IV 期に分類される。

　I 期：がんが発生部位にだけ限局し, 近傍のリンパ節にも及んでいないもの。

　II 期：がんが発生部位と, 最も近傍にあるリンパ節にしか及んでいないもの。

　III 期：左右の肺に挟まれた中心部にあるリンパ節にまで及んでいるもの。

　IV 期：遠隔転移があるもの。

　治療はがんの種類や進行度, 患者の状態により異なるが, 手術療法, 化学療法, 放射線療法が行われる。手術療法は腫瘍および転移したリンパ節が切除でき, かつ手術に耐え得る全身状態である時に適応となる。

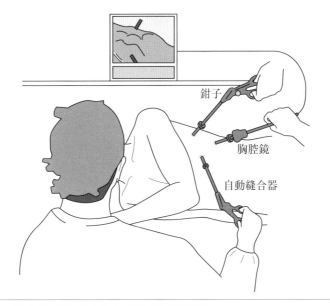

図 6-10　胸腔鏡手術（ビデオ補助下胸部手術）

最近では胸腔鏡手術［ビデオ補助下胸部手術（video-assisted thoracic surgery：VATS）とも言う］による手術が主流になりつつある（**図 6-10**）。また，病気の進行度にかかわらず，緩和療法を併用して患者の QOL を維持することも重要である。

（5）呼吸不全

　呼吸不全とは動脈血液ガス，特に PaO_2 と $PaCO_2$ が異常を示し，生体が正常な機能を営み得ない病態を言う。臨床的には PaO_2 が 60 Torr 以下になる場合（低酸素症）で，これに加えて $PaCO_2$ の上昇を伴わない場合を I 型，伴う場合を II 型と言う。また，急激に進行する場合を急性呼吸不全と言い，肺炎などの感染症，術後性無気肺などが相当する。

それに対して1か月以上持続している状態を慢性呼吸不全と言い，慢性閉塞性肺疾患（COPD）や間質性肺炎などが相当する。

　治療としては，原因疾患の治療とともに低酸素血症を改善するために酸素療法や人工呼吸器による呼吸管理が行われる。

（6）その他
a）気胸

　本来，胸腔内圧は大気圧と比較して陰圧に維持されているが，胸腔内に空気が流入して，胸腔内圧が大気圧と同じになると，肺が虚脱してしまう。この状態を気胸といい，自然気胸と外傷性気胸に分けることができる。自然気胸は20歳代の痩せた男性に多い。

■診断と治療

　自然気胸の場合，突然の呼吸困難と胸痛が見られ，胸部の打診で患側の鼓音が，聴診で呼吸音の減弱が認められ，胸部画像で確定診断する。軽傷であれば安静あるいは胸腔穿刺による脱気を行うが，中等度以上であれば胸腔ドレナージを行い持続的に脱気する。

b）過換気症候群

　精神的不安や緊張，ストレスなどにより発作的に過呼吸となる状態で，呼吸困難，動悸，めまいなどのほか手足のしびれや痙攣などを伴うことがある。過換気によって$PaCO_2$の低下とpHの上昇（アルカローシス）が起こる。この状態では，血液中の遊離Ca^{2+}がアルブミンと結合し，低Ca血症で見られるようなテタニー症状が出現することもある。また，脳血管が収縮し，脳血流量が減少することによってめまいや意識障害が起こる。発作が起こった時は，まず患者を落ち着かせて，ゆっくり呼吸するよう促す。

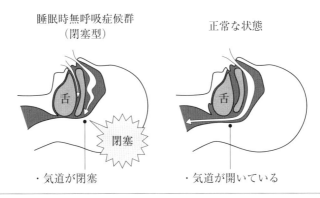

睡眠時無呼吸症候群
（閉塞型）

正常な状態

舌

舌

閉塞

・気道が閉塞

・気道が開いている

図 6-11　睡眠時無呼吸症候群

c）睡眠時無呼吸症候群（sleep apnea syndrome：SAS）

　睡眠中に無呼吸や低呼吸が頻回に出現し，さまざまな合併症を引き起こす。頻回の無呼吸によって覚醒するため睡眠が障害され，日中に強い眠気を催す。これにより，作業効率の低下だけではなく，自動車事故につながることもある。閉塞性 SAS と中枢性 SAS に分類されるが，閉塞性 SAS が多く，壮年期の肥満した男性に好発する（**図 6-11**）。

■診断と治療

　睡眠ポリグラフ検査（polysomnography：PSG）で睡眠中の呼吸状態を評価し，1 時間当たりの無呼吸と低呼吸を合わせた回数である無呼吸低呼吸指数（apnea hypopnea index：AHI）が 5 以上で，日中の傾眠などの症状を伴う場合，あるいは AHI が 15 以上で診断される。治療は経鼻的持続陽圧呼吸法で，持続的に陽圧をかけることによって閉塞を防ぐ。

引用文献

1) 中野昭一（編）：図解生理学，p130，医学書院，1981
2) 日本病理学会 HP http://pathology.or.jp/corepictures2010/05/c11/01.html
3) 医療情報科学研究所（編）：病気がみえる vol. 4 呼吸器（第3版），メディックメディア，2018

参考文献

・林正健二，山内豊明（編）：ナーシング・グラフィカ 疾病と治療（第3版），メディカ出版，2018
・佐伯由香，田中美智子（編）：ナーシング・グラフィカ 呼吸機能障害・循環機能障害 第3版，メディカ出版，2014
・厚生労働省：平成30年（2018）人口動態統計月報年計（概数）の概況
・厚生労働省：平成30年結核登録者情報調査年報集計結果
・日本呼吸器学会 HP

7 | 循環機能の障害

佐伯由香

《**目標&ポイント**》
生命活動に不可欠な酸素や栄養素を全身の組織に送るための仕組みである循環器系（心，血管）の主な疾患とそれによって生じる循環機能の障害について学ぶ。
《**キーワード**》　虚血性心疾患，弁膜症，不整脈，心不全，先天性心疾患，動脈硬化症，高血圧

　循環器系の働きは，全身の細胞に酸素や栄養分，ホルモンなどを運搬し，細胞で産生された不要な代謝産物を排出器官に運搬することである。ここでは循環器系のうち心臓と血管系の異常について学習する（血液とリンパ系は別の章で学習する）。心臓は血液を送り出すポンプ，血管は血液の通り道の役割がある。

1. 循環器系の形態と機能

（1）心臓の構造

　成人の心臓は握りこぶし大の大きさで，胸部の中心で左右の肺の間に位置する。心臓の内部は左右の心房と心室の4つの部屋に分かれている。左右は，それぞれ心房中隔，心室中隔と呼ばれる壁によって隔てられている。心房と心室の間，心室と血管の間には弁があり，血液の逆流を防いでいる（**図7-1**）。

　心臓は1回の収縮で約70 mLの血液を拍出する。これを1回拍出量，

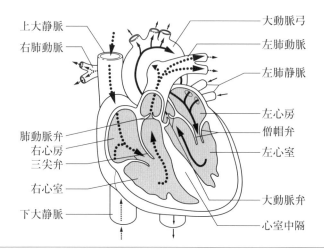

図7-1　心臓と血液の流れ
　　　　⋯⋯▶ O_2が少なくCO_2が多い静脈血
　　　　──▶ O_2が豊富な動脈血

　1分間に拍出される血液量を心拍出量（CO）と言う。心拍出量は1回拍出量×心拍数となるので，成人の心拍数を70回/分とすると，心拍出量は約5L/分となる。

　心臓には自動的に興奮し，それを心臓内部に伝える経路を構成している特殊な心筋があり，これらを刺激伝導系と呼んでいる。洞（房）結節，房室結節，ヒス束，左脚・右脚，プルキニエ線維から成っている（**図7-2**）。健常な場合，洞結節が約70回/分の頻度で規則的に興奮し，心臓全体の収縮リズムを決定していることからペースメーカーと呼ばれている。心筋の電気的興奮を体表面から記録したものが心電図で，PQRST波の5つの波から成る。

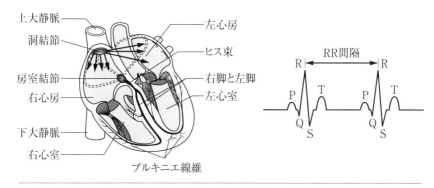

図 7-2　刺激伝導系と心電図
　P 波は心房の興奮，QRS 波は心室の興奮，T 波は心室の興奮からの回復を
それぞれ表している。

2. 心臓の異常

（1）虚血性心疾患

　虚血性心疾患とは，心筋に血液を供給している冠動脈の閉塞や狭窄に
より，心収縮に必要な O_2 や栄養分が心筋自体に十分供給できていない
ために起こる（**図 7-3**）。喫煙や高血圧，耐糖能異常，脂質異常症，肥満
などが危険因子とされている。

a）狭心症

　狭心症（angina pectoris：AP）とは冠動脈の狭窄により心筋が一時的
な虚血状態に陥るために生じる。通常であれば，酸素の需要と供給が一
致しているが，O_2 の需要が増加したにもかかわらず必要な O_2 が供給さ
れない時に起こる。労作時に前胸部絞扼感・圧迫感といった胸痛発作が
起こる（労作性狭心症）。また，冠動脈が一過性に攣縮することによって
起こる場合もあり，夜間から早朝にかけて好発する（冠攣縮性狭心症）。

124

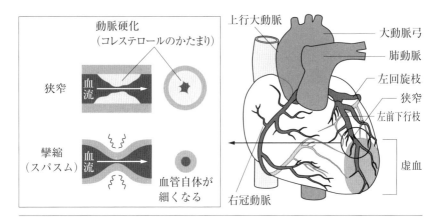

図 7-3　冠動脈と虚血性心疾患
冠動脈が閉塞するとその末梢側への血流が途絶え，壊死が起こる。

■診断と治療

運動負荷心電図を測定し，多くの場合 ST 低下が認められる。冠動脈造影検査によって冠動脈の病変の有無やその程度を診断できる。適宜，心エコー検査や CT，MRI なども行われる。労作性狭心症の場合，胸痛発作時は 3〜5 分程度持続するが，安静によって寛解する。攣縮性の場合は発作が 15 分程度持続することもある。いずれも速効型の硝酸薬（ニトログリセリン）の舌下投与によって 1〜3 分で消失する。

b）心筋梗塞

心筋梗塞（myocardial infarction：MI）は冠動脈の閉塞または高度の狭窄によって血流障害が起こり，閉塞部より末梢の心筋が壊死に陥った状態を言う。急激に起こった冠動脈閉塞によって起こる場合を，急性心筋梗塞と言い，突然出現する前胸部を中心とした強烈で持続的な痛みが特徴で，硝酸薬の舌下投与によっても消失しない。多量の発汗や嘔気嘔吐，呼吸困難などを伴うこともある。左前下行枝に閉塞が起こる場合が

最も多く，ここで閉塞すると左心室の前の部分の心筋が壊死を起こす。

　原因としては冠動脈の動脈硬化によるものが多く，さらに血栓が形成されると閉塞を起こす。他にはまれであるが，血管炎や身体のほかの部位からの血栓，冠動脈攣縮による場合もある。

■**診断と治療**

　心筋梗塞の診断は，胸痛発作の有無，心電図，血液検査，心エコー検査や冠動脈造影法などの検査によって診断される。血液検査では，心筋壊死に伴い，クレアチンキナーゼ（CK）や心筋トロポニンなど心筋傷害マーカーの上昇が認められる。薬物療法としては抗血小板薬で血栓形成を防止したり，薬物で血栓を溶かす血栓溶解療法を行う。また，経皮的冠動脈インターベンション（percutaneous coronary intervention：PCI）といって，狭窄部位にバルーンやステントなどのディバイスを入れ，血管内腔を広げる方法もある。PCI不適応例には冠動脈バイパス術が行われる（図7-4）。

（2）弁膜症

　心臓にある4つの弁の弁自体あるいは弁支持組織の障害によって心臓のポンプ機能が障害された疾患で，狭窄症と閉鎖不全症がある。狭窄症は開く時に完全に開かないため，血液の流れが妨げられた状態で，閉鎖不全症は弁が閉鎖する時に完全に閉鎖しないため血液の逆流が起こる状態である。僧帽弁ならびに大動脈弁疾患がほとんどで，三尖弁ならびに肺動脈弁疾患は少ない。

　原因としては，加齢とともに弁が硬くなる，あるいは変性して弁の組織自体が弱くなって起こる場合もある。細菌感染によるリウマチ熱の後遺症で弁が変性することもあるが，最近は減少している。

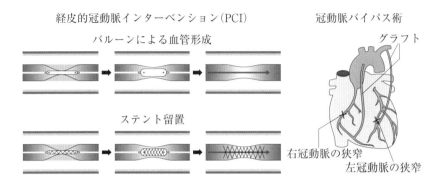

図7-4　虚血性心疾患の治療例

　PCI：冠動脈の狭窄部位にバルーンを挿入し，膨らませて血管を広げた後，
バルーンをすぼめて抜く。ステント留置は，金属ステントをかぶせたバ
ルーンを膨らませて，ステントを残してカテーテルを抜く。現在では，再
狭窄の予防のため薬剤溶出性ステントが多く使用されている。
　冠動脈バイパス術：狭窄部位より末梢側の血管に大動脈をバイパスする。
グラフトには，内胸動脈，大伏在静脈などが使われる。

■診断と治療

　弁膜症の診断には心雑音の聴取，心電図，胸部 X 線写真，心エコー検
査，カラードプラーエコー検査などが用いられ，診断と重症度の評価が
できる。軽症の場合は経過観察しながら心不全や不整脈などに対して対
症療法を行うが，重症例では弁形成術や弁置換術を行う。

a）僧帽弁狭窄症

　左心房と左心室の間にある僧帽弁が完全に開ききらないと，左心房か
ら左心室への血流が減少するため，左心室から全身に拍出される血液量
も減少する（心拍出量の低下）。左心房圧が上昇し，左心房が大きくなっ
たり，肺のうっ血を引き起こす。左心房の肥大に伴い，心房細動と呼ば
れる不整脈が出現し，左心房内に血液がよどんでしまうと血栓ができや
すくなる。できた血栓が左心室から全身に送られ，脳の血管に詰まると

脳梗塞を引き起こすこともある。

ｂ）僧帽弁閉鎖不全症

　僧帽弁が開いた後，完全に閉鎖しないためいったん左心室に流れた血液が左心房に逆流する。したがって，左心房，さらには左心室にも負荷がかかり，左心不全を引き起こす。

ｃ）大動脈弁狭窄症

　大動脈弁が完全に開かないため，収縮時左心室に負荷がかかり左心室の肥大が起こる。左心室が強い圧で血液を大動脈に送り出しても，出口が狭いために大動脈に拍出される血液は減少し，収縮期血圧は低下する。脈圧が小さくなる代表的な器質性疾患である。

ｄ）大動脈弁閉鎖不全症

　大動脈弁が完全に閉鎖しないため，左心室から拍出された血液が左心室に逆流してしまう。したがって大動脈の拡張期血圧が低下し，さらには左心室肥大が起こり，収縮期血圧が上昇するため脈圧が大きくなる。

（3）不整脈

　心房および心室の拍数の異常やリズムが一定でない状態を言う。規則正しく拍動している（整脈）が回数が多いものを頻脈（＞100 回/分），逆に少ないものを徐脈（＜60 回/分）と言う。刺激伝導系が異常を起こすと房室ブロック（Ⅰ～Ⅲ度）が起こる。また予定外に収縮した場合を期外収縮と言い，小刻みに震えてまとまった収縮がない場合を細動と言う（図7-5）。心室細動は全身に血液が拍出されておらず，非常に危険な状態で，できるだけ早く電気的除細動が必要である。

（4）心不全

　心不全とは，心臓のポンプ機能が低下したため，全身の組織に必要な

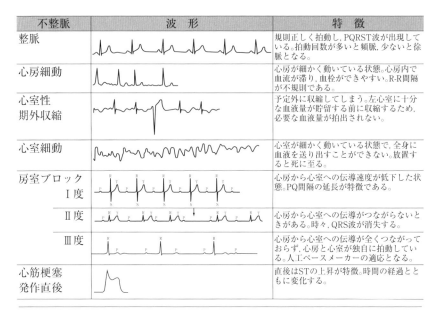

不整脈	波　形	特　徴
整脈		規則正しく拍動し，PQRST波が出現している。拍動回数が多いと頻脈，少ないと徐脈となる。
心房細動		心房が細かく動いている状態。心房内で血流が滞り，血栓ができやすい。R-R間隔が不規則である。
心室性 期外収縮		予定外に収縮してしまう。左心室に十分な血液量が貯留する前に収縮するため，必要な血液量が拍出されない。
心室細動		心室が細かく動いている状態で，全身に血液を送り出すことができない。放置すると死に至る。
房室ブロック 　Ⅰ度		心房から心室への伝導速度が低下した状態。PQ間隔の延長が特徴である。
Ⅱ度		心房から心室への伝導がつながらないときがある。時々，QRS波が消失する。
Ⅲ度		心房から心室への伝導が全くつながっておらず，心房と心室が独自に拍動している。人工ペースメーカーの適応となる。
心筋梗塞 発作直後		直後はSTの上昇が特徴。時間の経過とともに変化する。

図7-5　不整脈の例

血液量を拍出できなくなった状態で，さまざまな疾患や原因から引き起こされる。発症の経過から，急性心筋梗塞などによる急性心不全と，長期間にわたって心拍出量が徐々に低下するが代償機能が働いてあまり顕著な症状が出現しない，慢性心不全とに，また，収縮力が低下する収縮不全と拡張機能が低下する拡張不全とに分類できる。さらに，心臓は左心系と右心系の機能が異なっているため，それぞれのポンプ機能が低下する左心不全と右心不全がある。左心系と右心系の両方が心不全を起こす場合もある。

■診断と治療

　心電図，胸部X線，心エコー検査，血液検査などで診断される。心不

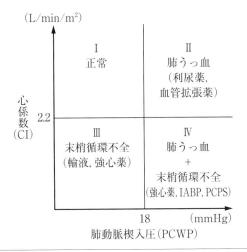

図 7-6　フォレスター分類と治療方針
　肺動脈楔入（セツニュウ）圧とはスワン–ガンツ・カテーテルのバルーンを
膨らませ，肺動脈の枝を閉塞した時の閉塞末端圧として測定される静脈
圧。左心房圧を反映しているため，肺うっ血の有無の指標とされている。
　心係数 $(L/min/m^2)$ ＝心拍出量 (L/min) ÷体表面積 (m^2)
　IABP：大動脈内バルンパンピング，PCPS：経皮的心肺補助法

全の重症度の判定には，右心カテーテル検査結果によるフォレスター分
類が用いられ治療法の選択にも使用される（**図 7-6**）。また，日常生活に
おける行動の指標には New York Heart Association（NYHA）心機能分
類が用いられている（**表 7-1**）。
　治療は，心不全を引き起こしている基礎疾患の治療が優先される。ま
た，水分や塩分の制限や利尿薬によって容量負荷を軽減することによっ
て心臓の負担の軽減を図る。

a）左心不全
　左心系の機能は全身に血液を送り出すことである。したがって，この

130

表 7-1　NYHA 心機能分類

Ⅰ度	心疾患はあるが身体活動に制限はない。 日常的な身体活動では著しい疲労，動悸，呼吸困難あるいは狭心痛を生じない。
Ⅱ度	軽度の身体活動の制限がある。安静時には無症状。 日常的な身体活動で疲労，動悸，呼吸困難あるいは狭心痛を生じる。
Ⅲ度	高度な身体活動の制限がある。安静時には無症状。 日常的な身体活動以下の労作で疲労，動悸，呼吸困難あるいは狭心痛を生じる。
Ⅳ度	心疾患のためいかなる身体活動も制限される。 心不全症状や狭心症症状が安静時にも存在する。わずかな労作でこれらの症状は増悪する。

　ポンプ機能が低下すると１回拍出量が低下し，血圧の低下が起こる。これを補おうとして，末梢血管抵抗を増加させて血圧を維持しようとしたり，心拍出量を維持するために頻脈が出現する。末梢組織へ十分な血液量が流れていかないので，四肢の冷感やチアノーゼ，乏尿などが見られる。さらに肺循環系にうっ血が起こり，肺水腫を引き起こす（図 7-7）。これにより，ガス交換が円滑に行われず，呼吸困難が生じる。特に，仰臥位になると全身からの静脈還流量が増加して，肺血流量も増加する。その結果，肺うっ血が助長され呼吸困難が増強する。そのため左心不全の患者では仰臥位よりも坐位のほうが呼吸は楽になる（起座呼吸）。

b）右心不全

　右心系は全身から戻った静脈血を肺に送り出す働きがある。この機能が低下すると，肺に送り出される血液量が減少し，右心室から右心房，さらには体循環系にうっ血が起こる（図 7-7）。下肢の静脈の怒張や浮腫，頸静脈の怒張，肝うっ血による肝腫大が認められる。

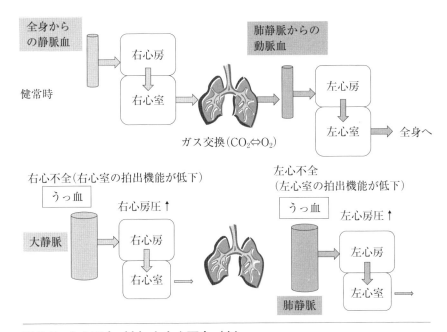

図 7-7　右心不全（左）と左心不全（右）
右心不全では体循環系にうっ血が，左心不全では肺循環系にうっ血がそれ
ぞれ起こる。

3.　先天性心疾患

　先天性心疾患の発症は胎生期に起こった心臓や血管の発生・形成異常
によって心機能に異常がある状態を言う。先天性心疾患の発症頻度は出
生数の約 1% 程度で，心室中隔欠損が最も多い。

（1）胎児循環
　胎児期は母親の子宮の中で胎盤を通して，母親から O_2 や栄養分をも

らい，不要なCO_2や代謝産物を母親側に渡す。したがって，呼吸器系は機能しないため，成長に必要なO_2と栄養分が供給されれば十分で，肺への血流量が少ないことが生後の循環系とは大きく異なる。そのため，右心房と左心房との間に卵円孔と呼ばれる孔が，そして肺動脈と大動脈との間に動脈管と呼ばれる管があり，肺よりも大動脈へと流れていく仕組みになっている（図7-8）。出生後の啼泣に伴い自発呼吸が始まると，卵円孔と動脈管は閉鎖する。

（2）代表的な先天性心疾患

　O_2と結合していない還元ヘモグロビン（Hb）が5 g/dL以上になると，口唇や皮膚，爪床などが紫青色となる。この状態をチアノーゼと言う。左心室から大動脈に拍出された時点で還元Hbが多く，動脈血O_2飽和度（SaO_2）が低下している状態を中心性チアノーゼと言い，全身の皮膚や粘膜に出現する。チアノーゼを呈する小児心疾患の90％はファロー四徴症で，非チアノーゼ性心疾患には心房中隔欠損や心室中隔欠損，動脈管開存症などがある。

a）ファロー四徴症

　疾患名のとおり4つの特徴がある。心室中隔欠損，大動脈騎乗，肺動脈狭窄，右心室肥大が認められる（図7-9）。全身から戻った静脈血が肺動脈狭窄と心室中隔欠損があるために右心室から左心室に流れ，大動脈に流れるため，動脈血中のO_2飽和度が低下して，低酸素血症が起こる。心雑音が聴取され，哺乳後や啼泣時にチアノーゼが見られる。また，運動時などにしゃがみ込むような姿勢（蹲踞）をとるようになったりバチ指なども見られる。しゃがみ込む姿勢は体循環血管抵抗を増加させ相対的に肺血流量を増加させることによりチアノーゼを軽減させるためと考えられている。啼泣時などに突然チアノーゼが増強し，多呼吸や痙攣な

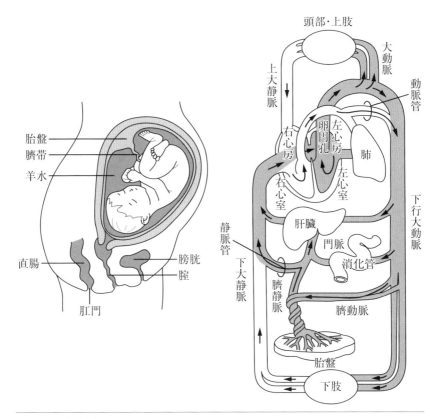

図 7-8　胎児循環
　左の図は母体と胎児との関係，右の図は胎児の身体内の血液の流れを示す。
母体の子宮の羊水中にいるので，胎児は肺で呼吸をしていない。胎盤を通
して母親から O_2 や栄養分をもらい，不要な CO_2 や代謝産物を母親側に渡
す。

どの発作が起こることがあり（無酸素発作），ただちに対応しないと危険
な状態となる。

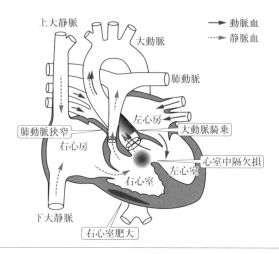

上大静脈 | 大動脈 | ➤ 動脈血 / ----➤ 静脈血

肺動脈

肺動脈狭窄

左心房

大動脈騎乗

右心房

心室中隔欠損

左心室

右心室

下大静脈

右心室肥大

図 7-9　ファロー四徴症の特徴と血液の流れ
　大動脈騎乗とは，大動脈が右心室側に偏位し，心室中隔をまたぐように
　なった状態を言う。

■**診断と治療**

　心エコー検査で診断できる。また手術の際には心臓カテーテル検査に
よって心室の容積，肺動脈の発育度などを調べ手術が可能か否か判断す
る必要がある。

　手術は姑息手術と根治手術がある。姑息手術は肺血流量を増やしてチ
アノーゼを改善し，肺動脈や心室の発育を促すことによって根治手術を
実施する。

4.　血管の異常

　血管は大きく動脈，静脈，毛細血管に分けることができる。動脈と静
脈の血管壁は基本的に 3 層構造で外側から，外膜（結合組織），中膜（平
滑筋と弾性線維），内膜（内皮細胞）で構成される。動脈は静脈と比べて

平滑筋が厚く，特に細動脈の平滑筋の収縮によって末梢血管抵抗ができる。

（1）動脈硬化症

　動脈壁の肥厚，弾力性の低下，および内腔が狭小化した状態で，粥状硬化症（アテローム性動脈硬化症），メンケベルク動脈硬化症，細動脈硬化症の3つに分類できる（**図7-10**）。

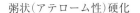

粥状（アテローム性）硬化

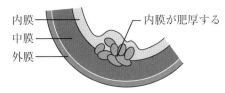

内膜 ──
中膜 ──
外膜 ──
── 内膜が肥厚する

メンケベルク動脈硬化（中膜硬化）

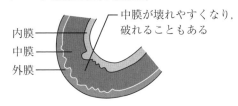

── 中膜が壊れやすくなり，
　破れることもある

内膜 ──
中膜 ──
外膜 ──

細動脈硬化

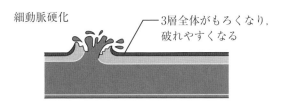

── 3層全体がもろくなり，
　破れやすくなる

図 7-10　動脈硬化の種類
　　　　（日本医師会 HP より引用）

加齢，家族歴，性別のほか高血圧，脂質異常症（高脂血症），糖尿病，喫煙，肥満が主な危険因子である。

粥状硬化症は大動脈や脳動脈，冠動脈などの比較的太い動脈に起こり，最も多く発症する。血管内膜にコレステロールなどの脂質からなる粥状物質（プラーク）が貯留して，動脈壁が肥厚して内腔が狭くなる。さらにプラークが破綻するとそこに血栓が形成される。虚血性心疾患や脳梗塞，胸部・腹部大動脈瘤などをきたしやすい。メンケベルク硬化症は中型の動脈に起こり，中膜に石灰質が貯留して壊れやすくなり，血管壁が破れることがある。細動脈硬化症は細い動脈が硬化して血流が滞る状態で，長期になると高血圧症に続いて起こることが多い。脳出血，腎硬化症，ラクナ梗塞などの原因となる。

（2）高血圧

血圧が高い状態で，遺伝や食塩の過剰摂取，肥満などさまざまな要因が組み合わさって起こる本態性高血圧と内分泌系や腎臓に疾患がありこれが原因で高血圧になる二次性高血圧がある。高血圧はサイレントキラーと言われるように自覚症状はほとんどないが，長期にわたって動脈硬化を進行させる。血圧はいろいろな要因で変動する。家庭で測定すると正常域でも診察時に高血圧になる場合を白衣高血圧，逆に家庭や職場では高く診察時に正常域になる場合を仮面高血圧という。

■診断と治療

日本高血圧学会では**表7-2**のような基準を定めている。診察室血圧で140/90 mmHg が2回以上異なる機会に見られると，本態性高血圧が疑われる。この場合まず減塩，減量，運動，禁煙などの生活習慣の改善が基本となる。薬物療法としては，血管を拡張させる Ca 拮抗薬，血管収縮をもたらす物質をブロックする ARB（アンジオテンシンⅡ受容体拮抗

表 7-2　成人における血圧値の分類

分類		収縮期血圧		拡張期血圧
正常域血圧	正常血圧	<120	かつ	<80
	正常高値血圧	120〜129	かつ	<80
	高値血圧	130〜139	かつ/または	80〜89
高血圧	Ⅰ度高血圧	140〜159	かつ/または	90〜99
	Ⅱ度高血圧	160〜179	かつ/または	100〜109
	Ⅲ度高血圧	≧180	かつ/または	≧110
	（孤立性）収縮期高血圧	≧140	かつ	<90

上記の値は診察室で測定した場合の値。

（日本高血圧学会：高血圧治療ガイドライン 2019 より転載）

薬）や ACE（アンジオテンシン変換酵素）阻害薬，血管内の水分を減らす利尿薬，心臓の過剰な働きを抑える β 遮断薬などが使われる。

（3）大動脈瘤

　血管壁が脆弱なために動脈が異常に伸展し，局所的に拡張した状態を言う。軽症だと無症状であるが，破裂すると死に至ることもある。血管壁の 3 層全体で瘤を形成している場合を真性動脈瘤，内・中膜が破綻して中膜と外膜の間に瘤が形成される場合を仮性動脈瘤，中膜が変性などによって内外 2 層に解離し，この間に腔を形成した場合を大動脈解離と言う（図 7-11）。

■診断と治療

　胸部大動脈瘤は健康診断などの胸部 X 線検査や CT 検査によって大動脈が拡大していることで診断される場合が多い。瘤が大きくなると胸背部の圧迫感や左反回神経麻痺による嗄声，嚥下困難などが出現する。

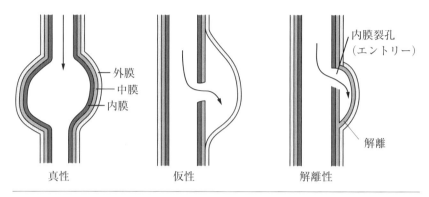

図 7-11　動脈瘤の種類

腹部大動脈瘤は無症状のことが多く，腹部に触れて脈を打つ瘤に気づき
診断されることもある。破裂すると胸部動脈瘤の場合は胸背部の激しい
痛み，喀血などが見られ，胸腔内に出血してショック症状をきたしたり，
突然死することもある。腹部動脈瘤の場合でも腹部の膨満感や腹痛，腰
痛が見られ，胸部と同様に出血によりショック状態となる。治療は，手
術で人工血管置換術やパッチ縫合，ステントグラフト内挿術が行われる。

（4）静脈血栓症

　静脈内に血栓ができる病態で，うっ血，外傷，凝固能異常などが原因
となる。下肢，特に伏在静脈や骨盤静脈，鼠径静脈などに好発し，でき
た血栓が剝離して下大静脈，右心房を経て肺塞栓をきたすことがある。
エコノミークラス症候群は長時間同じ姿勢で座っていることによって下
肢に血栓ができ，急性肺塞栓症をきたす。

（5）下肢静脈瘤

　下肢の表在静脈が拡張し，蛇行した状態で，30歳以上の女性に多い。

静脈弁の機能低下により静脈血が逆流・うっ血することによって起こる。下肢のだるさや鈍痛などが出現する。長時間の立位を避ける，弾性ストッキングの着用などの保存療法と血管内焼灼術，静脈抜去術などの根治療法があり，症状の程度，静脈瘤の生じている部位に応じて治療を決定する。

引用文献

1) 日本高血圧学会：高血圧治療ガイドライン 2019，p 18．https://www.jpnsh.jp/data/jsh2019/JSH2019_hp.pdf

参考文献

・医療情報科学研究所（編）：病気がみえる vol. 2 循環器（第 4 版），メディックメディア，2017
・林正健二他（編）：ナーシング・グラフィカ 疾病と治療（第 3 版），メディカ出版，2018
・佐伯由香他（編）：ナーシング・グラフィカ 呼吸機能障害/循環機能障害（第 3 版），メディカ出版，2014

8 | 造血機能の障害

佐伯由香

《目標＆ポイント》
血液を産生する機能を営む造血器（骨髄）の主な疾患，造血機能の障害の結果
起こる血球の減少や増加，凝固系の異常などによって引き起こされる疾患に
ついて学ぶ。
《キーワード》 貧血，白血病，凝固系，線溶系，出血傾向

1. 造血機能

　血液は血球成分と血漿成分から構成される（**図 8-1**）。血球成分には３
種類の細胞，赤血球，白血球，血小板が含まれる。血漿成分のほとんど
は水で，そのなかに Na^+ や Cl^- などの無機塩類や糖質，タンパク質，脂
質，ホルモンなどの有機塩類が存在している。

　血球はいずれも出生後は骨髄で産生される。造血幹細胞から成長分化
していき，最終的に赤血球，白血球，血小板となり，血液中に放出され
る（**図 8-2**）。赤血球内にはヘモグロビン（Hb）と呼ばれる血色素が存在
する。これはタンパク質や鉄（Fe）で構成され，O_2 と結合して全身の細
胞に O_2 を運搬する働きがある。白血球には，好中球，好酸球，好塩基球，
単球，リンパ球があり，いずれも生体防御，免疫反応にかかわっている。
血小板の役割は止血機能で，損傷した血管壁に凝集して，血管壁をふさ
ぐことによって止血を行う。

　血液中の血球基準値は**表 8-1**のとおりである。

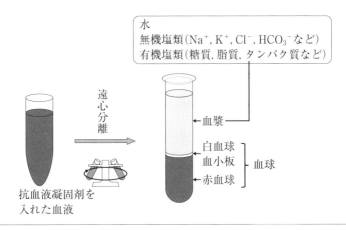

図 8-1　血液の成分
抗血液凝固剤を入れた血液を遠心分離すると，血球成分と血漿成分に分離できる。

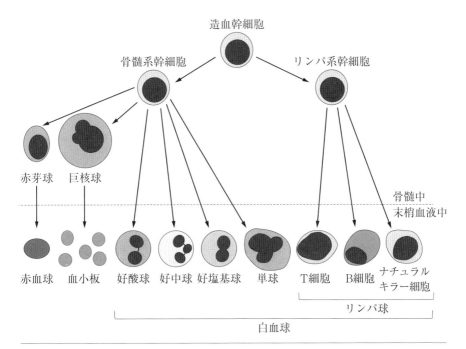

図 8-2　血球の種類と分化

142

表8-1 血球の基準値

項目			基準値	増加する疾患例	減少する疾患例
赤血球	赤血球数（RBC）		男性 435〜555 万/μL 女性 386〜492 万/μL	脱水，赤血球増加症，高地居住	貧血
	ヘモグロビン（Hb）		男性 13.7〜16.8 g/dL 女性 11.6〜14.8 g/dL		
	ヘマトクリット（Ht）※		男性 40.7〜50.1% 女性 35.1〜44.4%		
白血球	白血球数（WBC）		3,300〜8,600/μL	細菌感染症，炎症性疾患	再生不良性貧血
	分画	好中球	40〜70%	細菌感染症	敗血症
		好酸球	1〜5%	花粉症	腸チフス
		好塩基球	0〜1%	アレルギー疾患	
		単球	0〜10%	結核	
		リンパ球	20〜50%	ウィルス感染症	AIDS
血小板	血小板数 Plt		15.8〜34.8 万/μL	本態性血小板血症	白血病，DIC

（白血球分画の基準は文献1，p30，それ以外は文献2より引用）
基準値とは正常な人の95%が当てはまる値で，測定方法や測定機器によりばらつきがある。
※ヘマトクリット値とは，全血液中のうち血球成分が占める割合（%）のことである。

2. 赤血球の異常

　赤血球は，骨髄で成熟した後，末梢血中に放出される。核がないため細胞分裂はせず，約120日間 O_2 を運搬する機能を果たした後，肝臓や脾臓内のマクロファージ（組織中に存在する単核細胞）によって破壊される。分解された後，Fe やタンパク質は体内で再利用されるが，それ以外の物質はビリルビンとして胆汁と一緒に十二指腸内に分泌される。腎臓で産生分泌されるエリスロポエチンは骨髄を刺激して，赤血球産生を亢

表 8-2　病因別に見た代表的な貧血

赤血球の異常	代表的な貧血
①生成異常	鉄欠乏性貧血，巨赤芽球性貧血
	再生不良性貧血，白血病，骨髄異形成症候群
②破壊亢進	溶血性貧血
③喪失	大量出血

再生不良性貧血や骨髄異形成症候群などは，全血球が減少する。これを汎血球減少症と言う。

進させる働きがある。1 日に約 2,000 億個弱の赤血球が骨髄で産生される。

（1）貧血

　貧血（anemia）とは，末梢血中の Hb 濃度が低下した状態で，世界保健機関（World Health Organization：WHO）の基準によると成人男性 13 g/dL，成人女性 12 g/dL 未満を言う。通常，Hb 濃度が低下すると赤血球数やヘマトクリット（Ht）値も低下する。Hb は O_2 と結合するので（酸化 Hb），Hb 濃度が低下すると必要な O_2 を全身の細胞に運搬できなくなる。つまり，体内の O_2 が不足している状態で，少し動いただけで息切れや動悸が出現したり，易疲労性の症状が見られる。原因によって**表 8-2** のように分類できる。

　貧血の鑑別には赤血球指数が有用である。赤血球指数とは，赤血球 1 個当たりの大きさ（MCV）と赤血球内に含まれる Hb 濃度（MCHC）を示したもので，これによって分類した貧血を**表 8-3** に示す。

a）生成異常

■鉄欠乏性貧血

Hb の成分である Fe が不足することによって十分な量の Hb が生成

表8-3　赤血球指数による貧血の分類

	基準値	小球性低色素性貧血	正球性正色素性貧血	大球性正色素性貧血
平均赤血球容積（MCV）	83.6〜98.2 fL（fL：10^{-15}/L）	↓	→	↑
平均赤血球Hb濃度（MCHC）	31.7〜35.3%	↓	→	→
疾患例		鉄欠乏性貧血サラセミア※	溶血性貧血出血性貧血	巨赤芽球性貧血

（基準値は文献2より引用）

※サラセミアとは地中海沿岸地方に多発する重症の先天性溶血性貧血で，Hbを構成するグロビンの合成障害によって起こる。

されないために起こり，女性に多い。妊娠中は，子宮内で胎児が赤血球を生成するために必要なFeを母体から供給するので，母体のFeが不足しやすくなる。食事からFeを摂取する場合，非ヘム鉄（Fe^{3+}）と比べてヘム鉄（Fe^{2+}）のほうが吸収率は高い。肉や魚などの動物性食品にはFe^{2+}が，野菜や海藻などの植物性食品にはFe^{3+}が多く含まれている。通常は，たとえFe^{3+}を摂取したとしても，胃酸やビタミンCがあれば，Fe^{2+}に還元されるので特に大きな問題はない。治療は経口で鉄剤を投与する。

■巨赤芽球性貧血

　赤血球が正常に成熟するためには抗貧血ビタミン（ビタミンB_{12}, 葉酸）が必要である。抗貧血ビタミンが不足すると正常な赤血球ではなく巨赤芽球ができて，O_2運搬機能が低下する。このような貧血を巨赤芽球性貧血と言う。ビタミンB_{12}を食事から体内に吸収するためには胃壁から分

泌される内因子が必要で，胃切除術を受けた人は Fe の吸収低下による鉄欠乏性貧血に加えて抗貧血ビタミンの不足による巨赤芽球性貧血に陥りやすい。貧血症状のほかに舌炎などの消化器症状やしびれや腱反射の減弱などの神経症状が見られることがある。治療としては，ビタミン B_{12} 不足による場合はビタミン B_{12} の筋肉内注射を行う。巨赤芽球性貧血のなかでも，自己免疫性の萎縮性胃炎が確認できた場合を悪性貧血と言う。

■再生不良性貧血

　骨髄の造血機能が低下あるいは消失することによって起こる。造血幹細胞が何らかの原因で傷害されるため，赤血球だけでなく白血球や血小板も減少する。原因が不明なもの（特発性）や抗がん薬などの薬剤や放射線治療よるもの（二次性）や肝炎の後に起こる場合もある。治療は年齢と重症度により異なるが，免疫抑制療法，骨髄移植，タンパク同化ステロイド療法などが行われる。

b）破壊亢進

　材料があり正常に赤血球が生成されても，破壊が亢進して産生を上回った場合に起こる。

■溶血性貧血

　赤血球の細胞膜が破れてなかの Hb が細胞外に出てくる病態である。遺伝的に赤血球膜が脆弱な場合やサラセミアといったヘモグロビン異常による場合もある。後天的なものには免疫異常による自己免疫性溶血性貧血，新生児溶血性疾患，不適合輸血あるいは感染症に伴って起こることもある。

■脾機能亢進症

　赤血球は寿命がくると脾臓や肝臓で破壊されるが，脾臓の機能が亢進して起こる貧血もこれに含まれる。

c）喪失

事故や手術などで大量出血が起こった場合だけでなく，消化管潰瘍や子宮筋腫など，慢性的に出血が起こっている場合も貧血に陥る。

（2）赤血球増加症

赤血球数が基準値よりも多い場合を言う。脱水など循環血液量が減少すると赤血球数は同じであっても見かけ上増加した状態となる。また，ストレス時にも相対的に赤血球増加が起こることもある。そのほか，高地に居住している人や心肺疾患の患者，エリスロポエチン産生腫瘍などで続発性に発症する場合もある。骨髄の造血幹細胞が腫瘍様に増殖した場合は真性赤血球増加症（Hb：男性＞18.5 g/dL，女性＞16.5 g/dL）に分類され，多くの場合，遺伝子の異常が認められる。血液の粘稠度が増すために，血圧の上昇や頭痛，めまいなどが出現する。さらに血栓症を起こしやすくなるため，血栓症予防が主となる治療で，瀉血や抗血小板療法などが行われる。

3. 白血球の異常

白血球は骨髄系とリンパ系に分類され，赤血球や血小板と異なり血管外に出ることができる。骨髄系には好中球，好酸球，好塩基球と単球が含まれ，リンパ系にはT細胞とB細胞，NK細胞が含まれる。好中球が最も多く（白血球の約2/3），好酸球や好塩基球はごくわずかである。好中球は単球とともに，貪食作用を発揮し，体内に侵入してきた細菌や異物を食べることによって排除する。単球が血管から組織に出るとマクロファージとして働く。それに対して好酸球と好塩基球はアレルギー反応にかかわっている。リンパ球のなかのT細胞は液性免疫，細胞性免疫に，B細胞は抗体を産生する液性免疫に働き，そしてNK細胞は腫瘍細胞や

ウイルス感染細胞を攻撃することによって防御機能を発揮する。

（1）造血器腫瘍

　血液細胞に遺伝子異常が生じて，腫瘍化し増殖する状態で，増殖する細胞によって大きく骨髄系腫瘍とリンパ系腫瘍に分けることができる。

a）骨髄系腫瘍

■急性骨髄性白血病（acute myeloid leukemia：AML）

　造血幹細胞あるいは成熟前の前駆細胞に遺伝子異常が起こり，腫瘍化して正常な分化機能を失い，幼若な血液細胞（白血病細胞）が増殖し末梢血にも出現する状態で成人に多い。白血病細胞は骨髄の造血機能を抑制するため，正常な白血球だけではなく赤血球や血小板の減少をももたらす。白血球の減少による易感染性，赤血球の減少による貧血，血小板の減少による出血傾向が特徴で，発熱や倦怠感，息切れ，鼻出血や皮下出血などが見られる。血液検査をすると，赤血球，血小板の減少がみられる。白血球は減少している場合も増加している場合もあり，本来末梢血には存在しないはずの異常な芽球が出現している。治療は抗がん薬を用いた化学療法が行われる。

■慢性骨髄性白血病

　ゆっくりと発症するため無症状の時期が長く，進行してくると微熱や倦怠感などが出現する。また，肝臓や脾臓に白血病細胞が浸潤して腫脹するため，肝腫や脾腫を伴い，腹部膨満が起こる。ある時急に貧血や出血傾向，感染症など AML と同様の症状を呈する（急性転化）。この場合，治療はきわめて困難で死に至る場合もある。AML と異なり分化機能は維持できているため，血液検査をすると各成長段階の顆粒球の増加が見られる。したがって，慢性骨髄性白血病が急性化することはあっても急性骨髄性白血病が慢性骨髄性白血病になることはない。

■骨髄異形成症候群（myelodysplastic syndrome：MDS）

　骨髄の造血幹細胞や前駆細胞に異常が起こり，正常な血液細胞に分化しない無効造血による血球減少と前白血病状態という特徴がある。血液検査で血球数の異常に加えて多彩な血球の異形成が観察される。中高年に好発し，貧血，出血傾向，発熱などの症状が出現する。急性骨髄性白血病に移行する場合もある。

b）リンパ系腫瘍

■急性リンパ性白血病（acute lymphocytic leukemia：ALL）/リンパ芽球性リンパ腫（lymphoblastic lymphoma：LBL）

　リンパ球が幼若な段階でがん化し，増殖することで発症する。骨髄で増殖するものを ALL，リンパ節などのリンパ組織で増殖するものを LBL としているが，WHO 分類では同一疾患と考え，ALL/LBL と表記されている[1]。ALL は小児に多く発症するが，成人で発症するよりも長期生存率は高い。AML と同様の症状が出現するほか頭痛，嘔吐などの中枢神経系への症状も見られる。

■成人 T 細胞白血病/リンパ腫（adult T-cell leukemia/lymphoma）

　成人 T 細胞白血病/リンパ腫（ATLL）はヒト T 細胞白血病ウィルス Ⅰ型（HTLV-1）の感染によって発症する。九州や沖縄地方で中年以降の発症が多い。発熱や倦怠感などのほかに，リンパ節や肝臓，脾臓に浸潤することで，リンパ節腫大や肝腫大，脾腫大が見られる。また，皮膚に浸潤すると皮疹が起こる場合もある。リンパ球の T 細胞に感染するため，免疫機能が低下し，日和見感染を起こしやすい。また，腫瘍細胞から副甲状腺ホルモン関連ペプチド（PTHrP）が産生分泌されることによって，高カルシウム（Ca）血症をきたす。感染経路には，母乳，性交渉，輸血の3つがある。

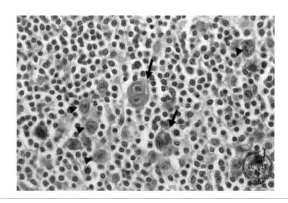

図 8-3　ホジキンリンパ腫で見られる特徴的な細胞
リンパ節生検によって上記の細胞が確認されると診断が確定される。
ホジキン細胞（▼）は大型で核は 1 つであるが，核小体が顕著である。リード・シュテルンベルク細胞（➡）は 2 個の核を持つ大型細胞で，核小体も大きいのが特徴である。
（病理コア画像 http://pathology.or.jp/corepictures2010/02/c04/01.html）

■ホジキンリンパ腫

　リンパ節においてホジキン細胞（Hodgkin cell）やリード・シュテルンベルク細胞（Reed-Sternberg cell）といった特徴的な細胞が出現する，悪性リンパ腫の 1 つである（**図 8-3**）。頸部や腋窩のリンパ節に好発するが，日本では 1 年間に人口 10 万人当たり 7〜8 人程度の発生である。無痛性の頸部のリンパ節腫脹から始まり，リンパ節の生検をするとホジキン細胞やリード・シュテルンベルク細胞が認められる。発熱，盗汗（睡眠中に見られる多量の発汗），体重減少が特徴である。20 歳代と 60 歳代が好発年齢であるが，予後は比較的よい。

■多発性骨髄腫

　B 細胞が変化した形質細胞の悪性腫瘍で，悪性腫瘍化した細胞を骨髄腫細胞と言い，骨髄で増殖する。骨髄腫細胞は破骨細胞を活性化し骨吸

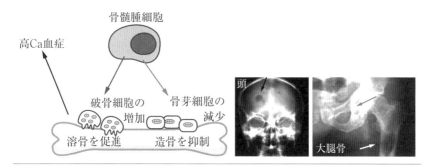

図 8-4　多発性骨髄腫で起こる骨病変
左：骨病変のメカニズム，右：X 線像で見られる打ち抜き像

収を促進する。そのため，骨がもろくなり，骨痛が生じ，高 Ca 血症となるほか，X 線検査を行うと骨の一部が抜けたような像［打ち抜き像（punched out lesion）］が見られる（**図 8-4**）。骨髄腫細胞は，M タンパクと呼ばれる異常な免疫グロブリンを産生し，M タンパク血症をもたらす。これによって血液の粘稠度が亢進するほか，この M タンパクが腎臓の尿細管に貯留することによって腎機能が低下する。血液検査ではクレアチニンが上昇し，尿検査ではタンパク尿が出現する。これは，M タンパクの 1 つ，ベンス・ジョーンズタンパクが尿中に多量に排泄されることによる（ベンス・ジョーンズ尿）。また，骨髄腫細胞は赤血球の産生を抑制することから貧血をきたし，正常な免疫グロブリンも低下することから易感染性をもたらす。他の症状としてはむくみや吐き気などが起こる。

■診断と治療

　通常，症状や末梢血所見などで造血器腫瘍が疑われる場合には骨髄検査を行う。骨髄塗抹標本の観察によって診断されると，病型の評価や予後を推定するため，さらに異常な細胞の染色体や遺伝子，細胞表面マー

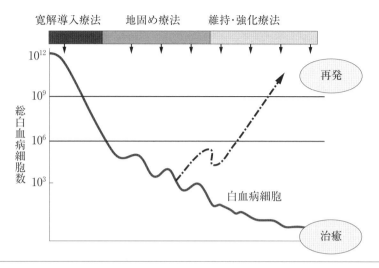

図 8-5　白血病の治療

カーなどの検査を実施して詳細に調べる。

　AML の治療は，多剤併用の抗がん薬を用いた化学療法で，寛解導入法と寛解後療法によって行われる（**図 8-5**）。寛解とは治療により疾患の異常所見が消失し，正常機能が回復した状態を言う。白血病の場合は白血病細胞を全白血球数の 5 ％未満にまで減らすことを目的とする（寛解状態）。寛解状態になったらさらに白血病細胞を根絶させるために地固め療法（寛解後療法の 1 つ）として抗がん薬を継続して投与する。白血病細胞がほぼ消失した状態になったら，この状態を維持させるために弱い抗がん薬を使用する（寛解維持・強化療法）。抗がん薬は正常な細胞にも作用するため，骨髄抑制や口内炎，悪心・嘔吐や脱毛などの副作用が出現する。ほかに，造血幹細胞移植などがあり，患者の全身状態や合併症の有無，患者や家族の意思などを考慮して決定する。

4. 血小板，止血機能の異常

　血管が損傷して出血すると，血管収縮反応とともにこの部位に血小板が凝集する（一次止血）。さらにこの血小板血栓をフィブリンが覆い，止血が完成する（二次止血）（図8-6）。この際，多くの凝固因子（表8-4）が活性化され一連の反応によってフィブリンが生成される。Ca以外の凝固因子は糖タンパクで，組織因子と第Ⅷ因子以外は肝臓で生成される。したがって，肝機能が低下すると出血傾向が出現することもある（図8-7）。特に，肝臓で第Ⅱ，Ⅶ，Ⅸ，Ⅹ凝固因子が生成される際ビタミンKが必要で，ビタミンKが不足するとこれらの凝固因子の生成に影響する。また，抗凝血薬のワルファリンカリウムはビタミンKに拮抗することによって抗凝血作用を発揮する。したがって，血栓症の治療や予防目的でワルファリンカリウムを服用している患者には，ビタミンKを多く含む食品（納豆など）の摂取を控えるよう指導する必要がある。

　形成された血栓を分解するのが線維素溶解系（線溶系）である。血管内皮で産生されたプラスミノゲンアクチベーターがプラスミノゲン（肝で生成）をプラスミンに変える。このプラスミンにはタンパク分解作用があり，血栓（フィブリン）を分解する。

　凝固機能の評価の1つであるプロトロンビン時間（prothrombin time：PT）は血管外で働く外因系凝固機能を反映している。したがって，第Ⅰ，Ⅱ，Ⅴ，Ⅶ，Ⅹ因子の活性低下で延長する。プロトロンビン時間国際標準比（prothrombin time-international normalized ratio：PT-INR）は，通常抗凝血薬の1つ，ワルファリンカリウムを使用している患者のワルファリンコントロール時に使用する指標で，2～3でコントロールすることが多い（正常は1）。

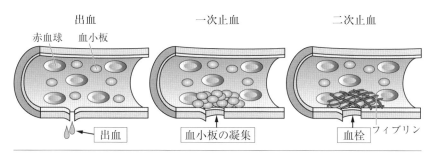

図 8-6　血小板による止血作用

表 8-4　凝固因子の種類

因子番号	名　称	肝臓で生成	ビタミン K 依存性
I	フィブリノゲン	○	
II	プロトロンビン	○	○
III	組織因子		
IV	カルシウム		
V	不安定因子	○	
VI	（なし）		
VII	安定因子	○	○
VIII	抗血友病因子		
IX	クリスマス因子	○	○
X	スチュアート—プロウァ因子	○	○
XI	PTA	○	
XII	ハーゲマン因子	○	
XIII	フィブリン安定因子	○	

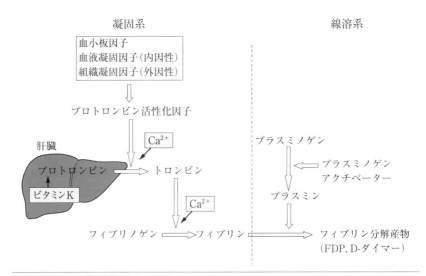

図 8-7　凝固系と線溶系
プロトロンビンをはじめ，多くの凝固因子が肝臓で生成される。その際一
部の凝固因子はビタミン K を必要とする。

（1）血小板の異常

　血小板数の減少は，赤血球や白血球と同じように骨髄の造血機能が低
下した場合と末梢血中での破壊の亢進による場合がある。5万/μL 以下
になると易出血性が出現し，さらに減少すると重篤な出血を起こすリス
クが高くなる。骨髄機能の低下では白血病や再生不良性貧血が原因とな
ることが多い。骨髄穿刺を実施して，血小板の前駆体である巨核球の減
少が認められれば，血小板の産生障害によることがわかる。末梢血中で
の破壊の亢進は，薬剤，感染，脾腫などが原因となる。

■免疫（特発）性血小板減少性紫斑病（immune thrombocytopenic purpura：ITP）

　血小板の破壊が亢進し，血小板減少と出血傾向をきたす病態である。

これは血小板の細胞膜に抗血小板抗体が結合することによって，脾臓で破壊が亢進される自己免疫疾患の１つである。この場合，赤血球や白血球，凝固系（PT など）に異常は認められない。幼児がウィルスに感染した後に発症する急性型と徐々に発症する慢性型に分類される。慢性型は成人女性に多く（ピークは 20 歳代と 40 歳代），寛解と増悪を繰り返す。治療には副腎皮質ステロイドが用いられる。

（2）血友病

　先天的に凝固因子の第Ⅷ因子（血友病 A）あるいは第Ⅸ因子（血友病 B）が低下して，出血傾向が出現する。いずれも伴性劣性遺伝で，ほとんどは男児である。PT は正常であるが，内因系凝固機序を評価する活性部分トロンボプラスチン時間（activated partial thromboplastin time：APTT）が延長する。治療としては欠乏している凝固因子を投与する。

（3）播種性血管内凝固（disseminated intravascular coagulation：DIC）

　基礎疾患に合併して，凝固系が亢進して血栓ができてしまう。これに伴って，凝固因子や血小板が大量に使用されるだけでなく，線溶系も亢進するために出血傾向が見られる病態である。基礎疾患としては，悪性腫瘍や白血病，敗血症などが多い。血液検査では，血小板数の減少や PT-INR の増加，APTT の延長が見られるほか，フィブリンやフィブリノゲンの分解産物であるフィブリン・フィブリノゲン分解産物（FDP）や D-ダイマーの増加が見られる。消化管出血や血尿などの症状が出現するほか，多くの血栓による循環障害によって呼吸困難，乏尿，意識障害なども見られる。

引用文献

1) 医療情報科学研究所（編）：病気がみえる vol.5—血液（第2版），メディックメディア，2017
2) 日本臨床検査医学会ガイドライン作成委員会（編）：臨床検査のガイドライン JSLM2018，https://www.jslm.org/books/guideline/2018/03.pdf

参考文献

・林正健二他（編）：ナーシング・グラフィカ 健康の回復と看護（7）疾病と治療（第3版），メディカ出版，2018
・岡田　忍，佐伯由香（編）：疾病の成立と回復促進　放送大学教育振興会，2017
・芦川和高（監）：ナースのための図解検査の話，学研メディカル秀潤社，2004

9 | 免疫機能の障害

岡田　忍

《**目標＆ポイント**》
本来微生物などの非自己から自己を守る仕組みである免疫系の異常によって
発生する自己免疫疾患とアレルギー性疾患，免疫機能の低下を示す疾患につ
いて学ぶ。
《**キーワード**》　SLE，関節リウマチ，シェーグレン症候群，アレルギー，アナ
フィラキシーショック，花粉症，じんましん，接触皮膚炎，免疫不全

1. 自己免疫疾患

（1）自己免疫疾患の発生機序

　免疫系は，通常，微生物や移植された臓器といった「非自己」に対し
て働くものである。もし自分に対して免疫応答が起こったら自己の細胞
や組織を排除しようとして「炎症」が発生し，組織が障害されることに
なる。自己免疫疾患は，「自己」と「非自己」を識別し，自己に対して免
疫応答が起こらないようにする仕組みの異常を背景として発生する疾患
であり，自分の成分に対する抗体（自己抗体）や感作リンパ球（自己応
答性リンパ球）が検出されることが多い。自己の細胞や組織を排除する
ことはできないので，多くの自己免疫疾患は増悪と寛解を繰り返し，治
療は対症療法が中心で，患者の多くは一生病気を抱えて生活していくこ
とになる。近年，遺伝子解析技術の著しい進歩によって，自己免疫疾患
にかかわる多数のリスク遺伝子の同定が進み，これを活用した新しい治
療薬開発への期待が高まっている[1]。

　自己に対して免疫応答が起こるメカニズムとしては以下のものがある（図9-1）。

①隔絶抗原との接触：水晶体のように解剖学的に免疫系と接触することのない抗原に対して免疫応答は起こらないが，外傷などで免疫系と接触してしまう。

②自己反応性T細胞の活性化：分化・成熟の過程で生き残った自己抗原に反応するT細胞が活性化してしまう。

③自己抗原の修飾：ウイルス感染や薬剤などによって自己抗原が変化し，非自己と認識される。

④交差抗原：自己抗原と構造が類似した外来抗原に対して産生された抗体やリンパ球が自己にも反応してしまう。

　自己免疫疾患における免疫応答は次の項で述べるアレルギーの機序を介して起こってくるものが多い（2．アレルギー参照）。

（2）自己免疫疾患の種類（表9-1）

　自己免疫疾患は，核の成分など全身に分布しているものに対して免疫応答が起こり，広く全身が侵される全身性（臓器非特異的）自己免疫疾患と，特定のタンパクや細胞に対して自己免疫が生じ，病変が限局する臓器特異的自己免疫疾患に大別されるが，両者の間にはっきりとした境界はない。また，複数の自己免疫疾患を同時に発症することもまれではなく，重複症候群という。膠原病（collagen disease）とは，全身性自己免疫疾患である全身性エリテマトーデス，関節リウマチなど6つの自己免疫疾患の総称である。

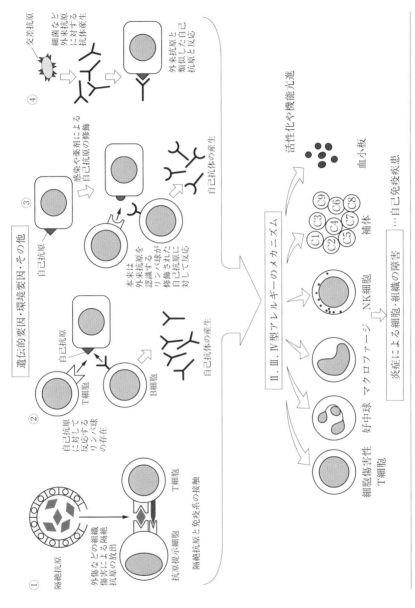

図 9-1　自己免疫疾患の発生機序

160

表 9-1　主な自己免疫疾患

	疾患	侵される臓器	標的となる自己抗原
臓器特異的	橋本病（慢性甲状腺炎）	甲状腺	サイログロブリン
	バセドウ病	甲状腺	TSH 受容体
	グッドパスチャー症候群	肺・腎臓	基底膜のⅣ型コラーゲン
	重症筋無力症	骨格筋	アセチルコリン受容体
	尋常性天疱瘡	皮膚	デスモグレイン 3（細胞間の接着に関与するタンパク）
	自己免疫性溶血性貧血	赤血球	赤血球表面の分子
	特発性血小板減少性紫斑病	血小板	血小板のインテグリン分子
	1 型糖尿病	膵臓ランゲルハンス島 β 細胞	β 細胞の産物や酵素
	原発性胆汁性肝硬変	肝臓	ミトコンドリア，細胆管上皮
	シェーグレン症候群	唾液腺・涙腺	核タンパク，導管の上皮
	関節リウマチ	滑膜細胞・関節	IgG, 核物質
全身性	全身性エリテマトーデス	全身	核物質

（3）代表的な自己免疫疾患

a）全身性エリテマトーデス（systemic lupus erythematodes：SLE）

　多彩な症状を呈する全身の慢性炎症疾患。Lupus（狼瘡）とは，顔面に浸食性の紅斑性潰瘍ができている状態に対して使用されるもので，まるで顔面が狼に咬まれたように見えることから名づけられた[2]。病変は主にⅢ型アレルギーによるもので，組織に沈着した自己抗体と自己抗原から成る免疫複合体が補体を活性化する。若い女性に多く，妊娠，特に分娩は SLE の発症・再燃を誘発する可能性がある。

表 9-2　SLE の症状

部位	症状・病変
全身	発熱，筋痛，リンパ節腫脹
関節	関節炎，関節痛
皮膚・粘膜	頬部あるいは蝶形紅斑，日光過敏（紫外線を浴びると時に発熱・関節痛を伴う皮疹），レイノー現象，脱毛，口腔・鼻腔潰瘍，爪周囲の紅斑，網状皮斑
神経系	中枢神経障害：頭痛，痙攣，脳血管障害 末梢神経障害：多発神経障害 精神症状：認知障害，気分障害，不安障害（錯乱や精神病様の症状の頻度は低い）
腎臓	ループス腎炎（ネフローゼ症候群をきたすと浮腫）
胸部	胸膜炎，心外膜炎，間質性肺炎，肺高血圧症などによる胸痛，呼吸器症状，心不全
腹部	腸炎や膀胱炎（頻度は低い）などによる腹痛，下痢，下血，腸管穿孔，頻尿，膀胱萎縮・水腎症
眼	網膜血管炎（視力障害の頻度は低い）

（文献 3 を参考に作成）

■**症状・病変**（表 9-2，図 9-2）

　SLE では発熱，筋痛，リンパ節腫脹などの全身症状に加え，関節，皮膚粘膜，中枢神経系，腎など多くの臓器に多彩な症状が認められる。鼻をまたいで左右対称に形成される蝶形紅斑は SLE に特徴的な所見とされる。レイノー現象（四肢の末梢血管が発作的に収縮することによって虚血をきたして蒼白化した後，チアノーゼによって暗紫色へと変化し，血流の回復で発赤をきたす）は患者の約 30～60％に出現する。抗リン脂質抗体症候群を合併すると血栓症が発生する。抗リン脂質抗体とは，リン脂質やリン脂質に結合して血液凝固に関与するタンパクに対する抗体

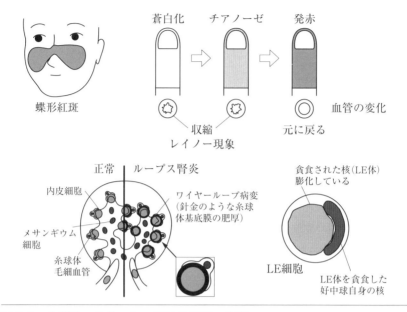

図9-2　全身性エリテマトーデスの症状・病変

で，単球や内皮細胞に作用して外因系凝固反応の引き金である組織因子を活性化すると考えられている[4]。

■検査所見

血液検査では多様な自己抗体（抗2本鎖DNA抗体，抗Sm抗体，抗リン脂質抗体など）が陽性で，白血球数，リンパ球数，血小板数，補体値の減少が見られる。C反応性タンパク（C-reactive protein：CRP）はほとんど変化せず，著明な上昇が見られる時は感染症を疑う。血液塗抹標本でLE細胞という壊れた白血球の核を貪食した好中球が見られる。

■治療

副腎皮質ステロイドによる薬物療法が基本であり，疾患の重症度に応

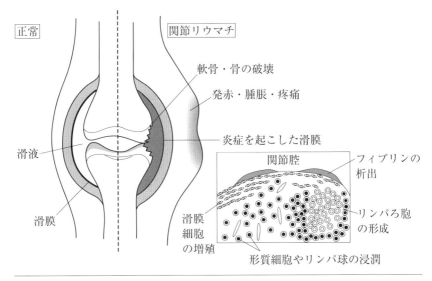

図 9-3　関節リウマチの病変

じた用量で治療後, 維持量を内服する。適宜ステロイドパルス療法 (内服で効果が得られない場合やできるだけ早くステロイドの効果を得たい時に, 生理食塩水に溶解したメチルプレドニゾロン 500〜1,000 mg を 3 日間にわたって点滴静注するもの) やタクロリムス, シクロホスファミドなどの免疫抑制薬を追加する。

b) 関節リウマチ (図 9-3)

　原因不明の関節の慢性炎症で, 複数の関節が侵され, 寛解と再燃を繰り返しながら徐々に関節破壊が進行する。炎症の引き金は関節の内側を覆う滑膜における自己免疫で, その結果産生された自己抗体が免疫複合体を形成し, Ⅲ型アレルギー反応が起こる。また炎症によるマクロファージ, 破骨細胞の活性化はそれぞれ滑膜の増殖, 骨破壊を引き起こす。

■症状

　症状は関節炎によるものと関節外の症状に分けられる。発症時に「朝のこわばり」と呼ばれる早朝起床時の関節の腫脹による手指の動かしにくさが出現するのが特徴である。関節の腫脹と熱感を伴う関節痛がしばしば左右対称にみられ，手・足の指関節［特に近位指（PIP）関節，中手指（MCP）関節，中足趾関節］，膝，手，肘，頸椎が侵されやすい。痛みによる関節の可動域の制限によって筋肉や腱の萎縮が進行するとスワンネック変形やボタン穴変形などの特徴的な変形が生じる。滑膜の炎症が進んで関節の骨と骨が接触するようになると骨の癒合が起こり，関節が強直する。現在は，自己抗体の検査値なども含めて総合的に関節リウマチを診断するような基準が汎用されており，関節破壊を生じる前に治療が開始されるようになった。

　関節外の症状としては，角膜炎に伴うドライアイ，皮下結節（リウマトイド結節），唾液腺炎による口腔乾燥症，手足のしびれ感，間質性肺炎による労作時息切れや咳嗽がみられる。関節破壊の進行が速く，血管炎などの重篤な関節外症状を示し，難治性のものは悪性関節リウマチに分類される。

■検査所見

　血液検査では，大部分の患者でリウマトイド因子（変性免疫グロブリンに対する自己抗体），滑膜の自己抗原に対する自己抗体と考えられている抗環状シトルリン化ペプチド（CCP）抗体が陽性を示し，値が高いと関節破壊の進行が速いとされている。炎症に関連するものとして赤血球沈降速度とCRPが上昇する。滑膜の炎症の活動期には細胞外基質の分解酵素であるマトリックスメタロプロテアーゼ（MMP-3）が増加する。X線やMRIなどの画像検査で滑膜の肥厚，骨の萎縮，関節の隙間の狭小化，骨破壊が起こると骨のびらんや関節の変形や強直が見られる。

■治療

　抗リウマチ薬（disease modifying anti-rheumatic drug：DMARD）による薬物療法が基本となる。抗リウマチ薬はメトトレキサートを代表とする合成抗リウマチ薬と関節炎にかかわる特定の分子を標的とするインフリキシマブなどの生物学的抗リウマチ薬に分類されるが，標準的にはメトトレキサートで治療を開始し，効果が不十分な場合は他の合成抗リウマチ薬や生物学的抗リウマチ薬と併用し，寛解の達成を目指す。副腎皮質ステロイド薬は関節炎の再燃時に痛みや腫脹の緩和を目的に使用される。

　外科的治療としては，滑膜切除手術や，関節固定術，人工関節置換術が行われる。病状に応じたリハビリテーションによって，関節痛の軽減，拘縮の予防・改善，筋力の維持・改善を行い，日常生活動作（activities of daily living：ADL）を維持・改善する。

　特定の 28 関節の関節炎症状と血液検査における炎症所見から計算式を用いて算出する疾患活動性スコア（disease activity score：DAS）28 などの客観的指標を用いて疾患活動性を評価し，治療計画を立案する。

c）シェーグレン症候群

　慢性炎症による唾液腺，涙腺の破壊・萎縮によって唾液や涙液の分泌が減少し，口腔や眼の乾燥をきたす症候群である。乾燥症状のみのものを一次性，他の膠原病に合併するものを二次性と言う。一次性はさらに唾液腺と涙腺に限局する限局型（腺型），肺，腎，肝，リンパ節などに炎症が波及する腺外型に分類される。慢性に経過するが，予後は一般に良好とされている。

■症状

　眼の乾燥による目の異物感，痛み，疲れ，かすみ，口腔乾燥による口渇感，声のかすれ，痛み，灼熱感，味覚異常などが見られる。唾液の減

少によって口腔内の衛生状態が悪化し，う蝕（虫歯）や歯周病，舌炎や口角炎が起こる。約30％で耳下腺や顎下腺の腫脹が観察される。

　眼，口腔以外の症状としては，発熱（微熱が多い），関節痛や関節の腫脹，全身のリンパ節腫脹，レイノー現象，環状紅斑（中央が退色している紅斑），薬剤アレルギー（シェーグレン症候群では薬疹が出やすい）といった皮膚症状，間質性肺炎による咳と呼吸困難，間質性腎炎による尿細管性アシドーシスや低カリウム血症などが見られる。自己抗体の増加によって高ガンマグロブリン血症をきたすと血液が粘稠になり（過粘稠度症候群），その結果皮下出血（紫斑）が見られることがある。

■検査

　血液検査では，CRP の上昇，赤血球沈降速度の亢進，高ガンマグロブリン血症が認められる。シェーグレン症候群で高率に検出される自己抗体としては，非ヒストン性の核タンパクに対する抗 SS-A 抗体がある。抗 SS-B 抗体は検出率は 3 割程度であるが，シェーグレン症候群に特異的な抗核抗体である。他にリウマトイド因子も高頻度に検出される。

　唾液腺の生検では，導管周囲の著明なリンパ球の浸潤が見られる。唾液腺の器質的変化や機能を見るために，唾液腺造影や唾液腺シンチグラフィーなどの画像検査も行われる。

　唾液分泌量の測定にはガム試験（検査用のガムを 10 分間噛んだ後口腔内の唾液量を測定）やサクソン試験（ガーゼを 2 分間噛んだ後ガーゼの重さを測定してガーゼに吸収された唾液量を測定）を行い，ガム試験で 10 mL 以下，サクソン試験で 2 g 以下を示す。

　涙液分泌をみるシルマー（Schirmer）試験（ろ紙を下目瞼にあてて上がってくる涙液の高さを見る）では，5 分間に 5 mm 以下となる。角結膜や粘液層の損傷の程度を見るためには，ローズベンガル染色（各結膜上皮の粘液層の欠損部を染める染色）や蛍光色素試験（蛍光色素で角膜の

損傷部を染色）を行う。

■治療と予防

　限局型（腺型）では眼と口腔の乾燥に対する対症療法が中心となる。眼の乾燥に対しては，人工涙液の点眼，口腔乾燥に対しては，ムスカリン受容体刺激作用を持つ薬剤（塩酸セビメリン，ピロカルピン塩酸塩）を投与する。唾液の減少はう蝕や歯周病を増加させるため，頻回のうがい，歯磨き，十分な水分摂取によりこれらの予防に努める。

　眼と口腔以外の症状に対しては，活動性に応じた用量の副腎皮質ステロイド薬を投与する。

2. アレルギー

　アレルギーとは，本来は無害な抗原に対して長期間，あるいは繰り返し曝露されることによって起こる生体にとって有害な免疫応答であり，アレルギーを引き起こす抗原をアレルゲンという。アレルギーは，発生機序によって**表9-3**のように分類される。

（1）Ⅰ型アレルギー（図9-4）

　Ⅰ型アレルギーは，アレルゲンに再度曝露されてから数分〜数十分という短時間で症状が発生することが特徴で，アナフィラキシー反応とも呼ばれる。Ⅰ型アレルギーの原因となる代表的なアレルゲンは薬剤，ハチ毒，ダニや花粉，卵，牛乳，小麦，ソバ，ナッツ類，甲殻類などで，吸入や食物からの摂取により体内に侵入する。Ⅰ型アレルギーを起こす人はアレルゲンに対してIgEが産生されやすい素因を持っている。IgE抗体は細胞親和性抗体とも呼ばれ，皮膚・粘膜の肥満細胞（マスト細胞）や血液中の好塩基球の表面にあるFcεR（IgEに対して高い親和性を持つ受容体）と結合した状態で存在している。再びアレルゲンが侵入する

表9-3　アレルギーの分類

分類		反応出現までの時間		アレルギー反応のタイプ	疾患の例
即時型	Ⅰ型アレルギー	数分～数十分	液性免疫	アナフィラキシー反応	花粉症，気管支喘息，じんま疹，食物アレルギー，アナフィラキシーショック
	Ⅱ型アレルギー	数時間		細胞傷害型	溶血性貧血，血液型不適合輸血
	Ⅲ型アレルギー	数時間		免疫複合体型（アルサス型）	血清病，溶連菌感染後の急性糸球体腎炎
遅延型	Ⅳ型アレルギー	24～48時間	細胞性免疫	ツベルクリン型	接触皮膚炎
その他	Ⅴ型アレルギー		液性免疫	受容体に対する自己免疫による受容体の刺激	バセドウ病

とアレルゲンとの結合によってIgEを介してFcεRが架橋（一つなぎになった状態）され，これが刺激となって肥満細胞，好塩基球からヒスタミンやロイコトリエンなどの化学伝達物質が放出される。これらの化学伝達物質によって，血管拡張，血管透過性亢進，粘液分泌亢進，気管支平滑筋の収縮が起こり，その結果血圧低下（アナフィラキシーショック），浮腫や滲出（じんま疹や花粉症），気道の狭窄・閉塞（気管支喘息）が起こる。Ⅰ型アレルギーは症状が強く重篤な場合もあるため，アレルゲンを特定し，アレルゲンとの接触を避けることが重要となる。

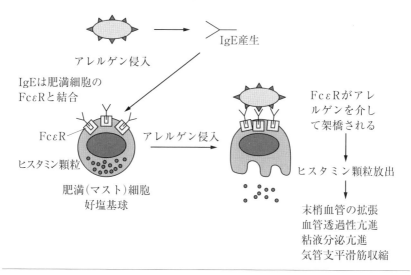

図 9-4　Ⅰ型アレルギーのメカニズム

a）アナフィラキシーショック

　アレルゲンが血液中に入り，全身に散布された場合に発生する。末梢血管の拡張と血管透過性亢進によって体液が体幹から末梢組織に分布するようになり，血液分布異常性ショックのメカニズムを介してショックに陥る（第2章　基本的な病変の発生機序参照）。同時に気管支平滑筋の収縮により気道が狭窄し，呼吸困難が発生する。命にかかわる重篤な状態であり，アナフィラキシーショックの既往のある患者は医療機関に搬送するまでの応急処置としてエピペン®などのアドレナリン注射液自己注射キット製剤を携帯する。

b）花粉症

　花粉症は，さまざまな花粉がアレルゲンとなって起こるⅠ型アレルギーである。大気中の花粉が鼻粘膜や結膜に付着すると鼻炎や結膜炎の

症状が出現する。日本では，スギ，ヒノキ，カエデ，ブタクサなどの花粉が原因となる。治療は，症状に応じた抗アレルギー薬，副腎皮質ホルモン薬による薬物療法が行われる。近年，アレルゲンの舌下投与による減感作療法（少量のアレルゲンに繰り返し曝露することで免疫応答が起こらないようにする治療法）の安全性が確認され，スギ花粉症に対してスギ花粉舌下液が使用されている。

c）じんま疹

Ⅰ型アレルギーによる皮膚症状で，限局性の浮腫である膨疹が見られるものをいう。強いかゆみを伴うのが特徴である。食物アレルギーによる症状としても認められる。数時間で消失する。

（2）Ⅱ型アレルギー（図 9-5）

標的細胞上にある抗原に抗体（IgG または IgM）が結合すると，以下の二つの経路によって標的細胞が破壊される。
①抗体の Fc 部分に対する受容体を持つマクロファージや NK 細胞による抗体依存性細胞障害（ADCC）
②古典経路を介した補体の活性化による膜傷害性複合体の形成

溶血性貧血や母児血液型不適合では，赤血球上にある抗原に対して抗体が結合し，赤血球が破壊される。

（3）Ⅲ型アレルギー（図 9-6）

Ⅲ型アレルギーでは，可溶性の抗原が抗体に対して過剰に存在する場合に発生する。抗原は抗体（IgG）と流血中で結合して免疫複合体を形成するが，抗原が過剰だと免疫複合体のサイズが小さいため食細胞に貪食されにくく，流血中を循環する間に血管壁に沈着することが引き金となる。

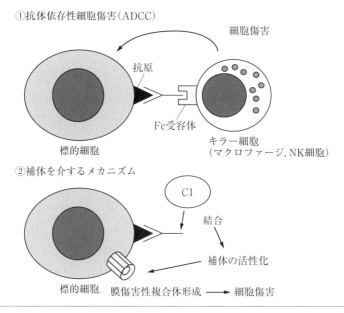

図 9-5　Ⅱ型アレルギーのメカニズム

　血管壁に沈着した免疫複合体に対して補体が活性化されて，走化性因子が放出され，好中球が遊走してくる。好中球から放出されたリソソーム酵素などによって組織が傷害され，免疫複合体の沈着部位に浮腫，出血，壊死などを生じる。また，IgG の Fc 部分に対する受容体を持つ血小板が免疫複合体の沈着部位に凝集し，血栓が形成される。

（4）Ⅳ型アレルギー（図 9-7）

　アレルゲンによる再刺激から反応出現までに 24〜48 時間を要するため，遅延型過敏症と呼ばれる。抗体が関与するⅠ〜Ⅲ型アレルギーと異なり，Ⅳ型アレルギーではアレルゲンと反応する T 細胞（感作 T 細胞）

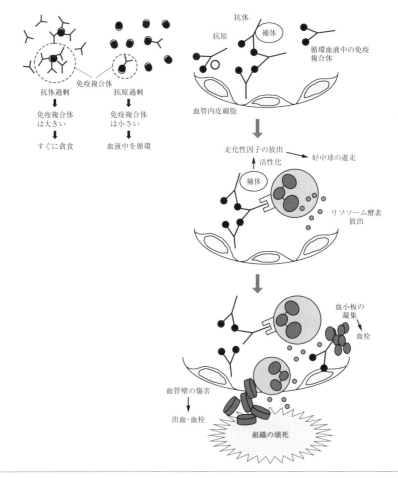

図 9-6　Ⅲ型アレルギーのメカニズム

が免疫応答を起こす。アレルゲンの侵入によって感作 T 細胞が刺激を
受けると細胞性免疫を活性化するサイトカインを産生し，その作用に
よってマクロファージや細胞傷害生 T 細胞が活性化され，アレルゲン

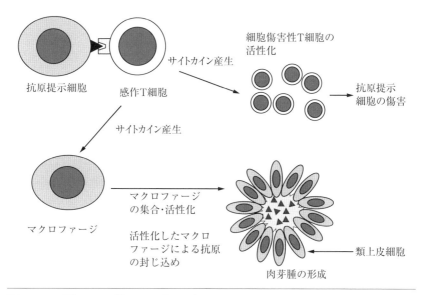

図 9-7　Ⅳ型アレルギーのメカニズム

の侵入部位に紅斑，腫脹，硬結などが観察される。

　接触皮膚炎では，皮膚に接触した化粧品，薬品などの分子量の小さな化学物質が表皮のタンパクと結合すると抗原として認識されるようになり，表皮に存在する抗原提示細胞であるランゲルハンス細胞によってリンパ節まで運ばれて，塗布後 2〜3 週後に感作 T 細胞が産生される。再び同じ物質と接触すると 24〜48 時間をピークとする湿疹が出現する。

（5）Ⅴ型アレルギー

　受容体に対する自己抗体が産生され，これが受容体と結合することで，受容体が刺激されることによって発生するもの。バセドウ病が含まれる。

3. 免疫不全

（1）免疫不全とは

　さまざまな原因により免疫系の機能障害をきたす状態を免疫不全と言う。遺伝的な異常や発生の異常による免疫系の細胞・分子の欠損や機能障害が原因である原発性（先天性）免疫不全と疾患や治療，老化などによって起こる続発性（後天性）免疫不全に分類される。免疫不全のある患者では病原性の弱い微生物によって日和見感染症を起こし，感染症が死因となることも多い。

（2）原発性（先天性）免疫不全

　代表的な原発性免疫不全としては以下のような疾患があげられる。

a）重症複合免疫不全症候群（severe combined immunodeficiency syndrome：SCID）

　IL-2 受容体の欠損によりリンパ球の活性化が障害され，液性免疫，細胞性免疫の両方が障害される重症の免疫不全である。出生早期から胃腸管のウイルス・細菌感染，ニューモシスチス肺炎，口腔や皮膚のカンジダ感染といった感染症を繰り返し，骨髄移植が成功しなければ生後 2 年以内に死亡する。

b）ディ・ジョージ症候群

　胸腺の発生異常によって T 細胞の機能が障害され，主に細胞性免疫が低下する。副甲状腺の欠損や心臓・大血管の異常を伴う。

c）その他

　B 細胞の不全により抗体産生が障害される伴性無ガンマグロブリン血症，好中球の殺菌作用障害によって黄色ブドウ球菌などによる感染症を反復する慢性肉芽腫症，補体欠損症などがある。

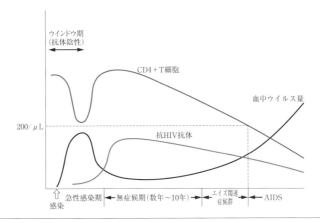

図9-8　HIVウイルス感染後の経過

（3）続発性免疫不全

　後天的に免疫不全を起こす原因としては，白血病などの悪性腫瘍，糖尿病，栄養障害，免疫抑制薬の使用，抗がん剤，副腎皮質ステロイド薬，放射線照射，移植，HIVウイルスへの感染などがあげられる。

a）後天性免疫不全症候群（AIDS）

　HIVウイルスは主に免疫系の司令塔であるCD4陽性T細胞（ヘルパーT細胞）に感染し，徐々にこれを破壊することによって免疫不全をきたす。ウイルスに感染した後一過性の急性感染症状を呈した（急性感染期）後，症状のない無症候期が数年〜10年ほど続き，血中ウイルス量の増加に伴ってCD4陽性T細胞の数が減少していくとエイズ関連症候群（ARS）を経て，AIDSを発症する（**図9-8**）。AIDSではCD4陽性T細胞が200個/μL以下になり，免疫機構は破綻してニューモシスチス肺炎などの日和見感染症，カポジ肉腫などの悪性腫瘍，HIV脳症を合併する。現在は抗HIV薬の多剤併用療法により予後はかなり改善されてい

る。

b）低栄養状態による免疫不全

　低栄養状態は，自然免疫，獲得免疫の両方を低下させる。高齢者は，嚥下障害や口腔機能の低下，活動量の減少による食欲低下などによって低栄養状態に陥りやすく，超高齢社会では，感染防御の点からも栄養管理が重要となってくる。

引用文献

1) 岡田随象：自己免疫疾患における大規模ヒトゲノム解析の現状．アレルギー 65 921-925，2016
2) 清水　宏：あたらしい皮膚科学第 3 版，pp548，中山書店，2018
3) 矢崎義男総編集：内科学第 11 版Ⅲ巻，12．リウマチ性疾患およびアレルギー性疾患，朝倉書店，2017，デジタル付録　表 12-4　全身性エリテマトーデス．http://www.asakura.co.jp/naikagaku11ed/digitalappendix/index12.html
4) Amengual O, Atsumi T：Pathogenesis of Antiphospholipid Syndrome. In Tsokos G（ed）：Systemic Lupus Erythematosus, pp487-494, Academic Press, Utah 2016
Systemic Lupus Erythematosus. Amengual O, Atsumi T. Pathogenesis of Antiphospholipid Syndrome. 487-494.
Copyright Elsevier（2016）
through Japan UNI Agency, Inc., Tokyo

参考文献

・坂本穆彦（監）：北川昌伸，仁木利郎（編）：標準病理学第 5 版，第 5 章 免疫とその異常，医学書院，2015
・矢野久子，矢野邦夫（編）：造血機能障害/免疫機能障害（ナーシング・グラフィカ―健康の回復と看護 第 3 版 3 章―1 自己免疫疾患，メディカ出版，2014
・北村　聖総編集：三村俊英編：10 章免疫アレルギー疾患，臨床病態学第 2 版 第 2

巻，ヌーヴェルヒロカワ，2008

・高久史麿ほか（監）：新臨床内科学　第 9 版，第 11 章　リウマチ性疾患，アレルギー性疾患，免疫不全，医学書院，2009

・矢崎義男（総編集）：内科学第 11 版Ⅲ巻，12．リウマチ性疾患およびアレルギー性疾患，朝倉書店　2017

・矢田純一，高橋秀実（監訳）：イラストレイテッド免疫学 原書 2 版，丸善出版，2013

10 | 消化機能の障害

田城孝雄

《目標＆ポイント》
摂取した食物から必要な栄養素を取り入れる消化機能を担う消化器系（口腔，
食道，胃，腸，肝臓，膵臓，胆道系）の主な疾患について学ぶ。
《キーワード》 嚥下障害，逆流性食道炎，う歯，歯周病，胃潰瘍，胃がん，大
腸がん，腹膜炎，肝炎，肝硬変，肝がん，膵がん

1. 口腔，咽頭の疾患

（1）口腔の構造と機能
a）口腔の働き（機能）として

　口腔は非常に複雑な構造（図 10-1）をしている。

　まず，①消化器として食物を噛み砕き唾液と混ぜて嚥下する働きがある。

　その他，②呼吸器として，呼吸する働き，③発声器として，声を出す働き，④味覚器として，味を感じる働き，⑤感覚器として，表情を表現する働き，さらに，⑥適切な上下の歯の噛み合わせは，全身の姿勢を保持する働きがある。

　このように，口腔は消化器系の入り口で生命維持，社会性維持のための重要な働きがある。そのなかでも「咀嚼」は，摂食（捕食）から嚥下までの過程（摂食・嚥下の5期）で，重要な働きを持っている。

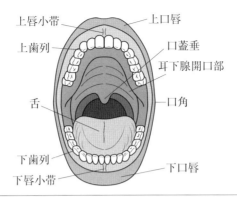

上唇小帯
上口唇
上歯列
口蓋垂
耳下腺開口部
舌
口角
下歯列
下口唇
下唇小帯

図 10-1　口腔の構造

■咽頭炎

　咽頭に炎症を起こしたものが「咽頭炎」である。咽頭は鼻や口を通して直接，外と接するところなので，感染を起こしやすい。細菌やウイルスが感染すると，のどが赤く腫脹する。のどの違和感や痛み，ものを飲みこむ時の痛み（嚥下痛）が症状である。倦怠感，発熱がみられることもある。

■扁桃炎

　のどの奥の左右両側にある扁桃が，細菌などの感染により炎症を起こしたものである。扁桃は赤く腫れ，しばしば白い膿を持つ。のどの強い痛み，嚥下痛があり，高熱を出すこともある。安静，うがい，抗菌薬の内服などで治療する。

（2）う歯（齲歯）

　う蝕（うしょく）とは，口腔内の細菌が糖質から作った酸によって，歯質が脱灰されて起こる歯の実質欠損のことである。歯周病と並び，歯

科の二大疾患の1つである。う蝕された歯は，う歯（一般的には虫歯）と呼ぶ。う蝕が進行して歯に穴ができていることが目に見えてわかる状態になった場合，その穴をう窩と呼ぶ。

　虫歯は，どの世代でも抱える一般的な病気である。特に歯の萌出後の数年は石灰化度が低いため虫歯になりやすく，歯冠う蝕は未成年に多く見られる。一方，高齢化と残存歯の増加に伴い，高齢者の根面う蝕が増加してきた。

（3）歯周病

　歯周病（ししゅうびょう）とは，歯肉，セメント質，歯根膜および歯槽骨より構成される歯周組織に発生する慢性疾患の総称である。ただし，歯髄疾患に起因する根尖性歯周炎，口内炎などの粘膜疾患，歯周組織に波及する悪性腫瘍は含まない。

（4）舌がん

　舌がんは中高年の男性に多く，喫煙・飲酒・口腔内の不衛生などがリスクファクターである。好発部位は舌側縁で約90％を占める。症状の多くは痛みであり，大きな潰瘍や内向発育した大きな腫瘍では，舌の運動障害により構音障害や嚥下障害をきたす[1]。

（5）咽頭がん

　上咽頭に発生するがんを上咽頭がん，中咽頭に発生するがんを中咽頭がん，下咽頭に発生するがんが下咽頭がんである。全体を咽頭がんと総称するが，それぞれは別のがんである[2]。

a）中咽頭がん

　中咽頭がんの主な発症原因は喫煙や飲酒がほとんどであるが，ウイル

スが原因で発症する症例が増加しているため，中咽頭がん全体も近年増
加傾向である。病理組織型はほとんどが扁平上皮がんで，他の組織型は
きわめてまれである。中咽頭がん全体で 50〜70 歳代に好発し，男性に多
い[3]。

ｂ）下咽頭がん

　下咽頭がんは近年，増加しており喫煙や飲酒がリスクファクターであ
る。病理組織型はほとんどが扁平上皮がんで，他の組織型はきわめてま
れである。下咽頭がん全体では 50〜70 歳代に好発し，男性に多い。予後
は頭頸部悪性腫瘍のなかでも悪く，5 年生存率は 30〜40％と言われてい
る[4]。

（6）嚥下障害

　嚥下障害（えんげしょうがい）とは，種々の原因によって嚥下の機能
が損なわれること。誤嚥性肺炎の原因となり，栄養摂取に経管栄養や胃
瘻を必要とすることがある。

　（以上，一部執筆において日本在宅歯科学会 理事 原　龍馬氏に協力
をいただいた。）

2.　上部消化管の疾患

（1）食道

ａ）食道の構造と機能

　図 10-2 に消化管の図を示す。

　食道の壁は，内腔側から粘膜，筋層，外膜と分けることができる。粘
膜は，口で咀嚼されたとは言え，まだ形を保ったままの食物が通過する
ことで傷つかないように，力学的に強い重層扁平上皮で構成されている。
粘膜のすぐ下層にある多数の食道腺が粘膜の表面に粘液を分泌すること

182

で，食物の通りを良くする働きがある。

b）逆流性食道炎

　胃液が食道に逆流することが原因である。強酸性の胃液に対して，食道粘膜は備えがないので，障害を受けて炎症を起こす。胃液が食道に逆流する疾患を，胃食道逆流症（gastroesophageal reflex disease：GERD）と言う。

　症状は，胸やけ，胸痛である。胸痛が強い場合は，狭心症などの心疾患，胸部疾患との鑑別が必要となる。

　診断としては，自覚症状が重要であるので，問診をよく行い，症状が出現するタイミングなどを聴取する。さらに内視鏡検査を行い，食道粘膜に発赤，びらんなどの所見を確認する。重症化すると食道粘膜に潰瘍がみられることがあり，この場合を食道潰瘍と呼ぶ。

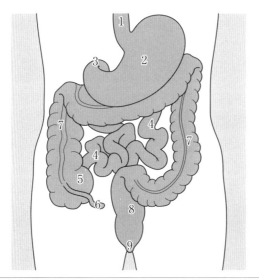

1. 食道
2. 胃
3. 十二指腸
4. 小腸
5. 盲腸
6. 虫垂
7. 結腸
8. 直腸
9. 肛門管

図 10-2　消化管の図

逆流性食道炎のほかに，非びらん性胃食道逆流症（non-erosive reflex disease：NERD）がある。この場合は内視鏡検査で，食道粘膜傷害の所見がほとんどみられない。

c）食道がん

食道の粘膜上皮の細胞は，食物によって力学的に刺激を受け続けており，通常から細胞の分裂，入れ替わりが盛んである。そのため上皮細胞のがん化が起こる場合があり，食道がんの90％以上が扁平上皮がんである。特に胸部中部食道に好発する。

食道上皮がんの発生には，喫煙，飲酒（特にアルコール度数の高い酒の飲酒）などと関係している。

症状は，胸のつかえ感，嚥下時違和感，食事の際に胸にしみる感じなどがある。進行して，半回神経周囲のリンパ節に転移した場合には，嗄声が生じる。

診断は，食道造影検査や内視鏡検査を行い，病変部位の生検，病理診断で確定する。

治療は，手術，放射線治療，化学療法が基本である。がんが粘膜内にとどまっている早期食道がんでは，内視鏡的粘膜切除術が行われる。がんが2cm以内のものであれば，内視鏡的粘膜切除術（endsucopic mucosal resection：EMR）が行われ，それ以上大きいもので，リンパ節転移の可能性のない場合は，内視鏡的粘膜下層剝離術（endoscopic submucosal dissection：ESD）が行われる。

がんが進行して，粘膜筋板に達している場合，リンパ節に転移している可能性があるので，リンパ節郭清を伴った切除術が行われる。手術は，胸部食道がんの場合，胸部食道を全摘し，胃の上部小弯側も切除する。再建には，残った胃を頸部まで引き上げて頸部食道と吻合する。胃が使えない場合は，結腸を用いて再建が行われる。さらに，頸部，胸部，腹

部のリンパ節の郭清を行う。

　食道扁平上皮がんは，放射線に反応するので，放射線治療が効果がある。最近は，コンビネーション治療として，化学療法と併用する化学放射線療法が行われる。また，手術治療と併用して，腫瘍を小さくする効果を狙って術前照射を行う場合と，手術所見でがんが残存していると思われる場所に照射する術後照射がある。

　化学療法は，全身療法であり，広範なリンパ節転移や血行性転移など全身の転移のリスクに対して，治療を行う。術前に，腫瘍縮小効果を狙った術前化学療法もある。抗がん剤としては，シスプラチン（CDDP）とフルオロウラシル（5-FU）を使用し，最近はドセタキセル（DTX）も使われるようになった。

　治療法は主に病期で決まるが，同じ病期でも患者さんの希望や併存する疾患，全身の状態を考慮して決める。

d）食道静脈瘤

　肝硬変などで肝臓への血流が悪くなると，門脈圧が亢進し，門脈の血液が迂回し，食道下部の粘膜下に発達している静脈叢に血液が集まり，食道静脈瘤を形成する（門脈圧亢進症）。これは，本来肝臓へ向かうはずの血液が左胃静脈を経て，上大静脈へ注ぐ奇静脈，半奇静脈に逃げるためである。元々太い血管ではないので，大量の血液で血管が破れやすい状況になる。

　診断は，肝硬変などの基礎疾患がある患者で，消化管出血・吐血の症状があり，内視鏡所見で食道静脈瘤の形状を観察する。また造影CT検査が有効である。

　治療は，止血のため，内視鏡を用いて，内視鏡的結紮療法，また静脈瘤硬化療法を行う。

（2）胃

a）胃の構造

　食道は横隔膜を通り，胸郭から腹腔内に入っていき，胃につながっていく。胃の上部，食道とつながっている部分を噴門と言う。横隔膜の下で，ここから消化管は腹腔内に存在する。横隔膜で食道が通る部分を，食道裂孔と呼ぶ。胃は，さらに十二指腸につながっていく。

　胃の壁は，3層構造をしており，胃の壁を胃壁と言う。胃壁は内側から粘膜層，粘膜下層，筋層，から成る。筋層の外側は腹膜で覆われている。粘膜には，胃腺（胃底腺）と呼ばれる管状の分泌腺が開口し，この腺が粘膜の最下層まで延びている。

b）胃の機能

　胃粘膜に存在する分泌腺である胃底腺からは，主に，塩酸と消化酵素のペプシノゲンが分泌される（胃液）。胃腺の細胞のうち，壁細胞（傍細胞）は塩酸を分泌し，主細胞はペプシンの前駆体であるペプシノゲンを分泌する。ペプシノゲンは，酸にあうと分解され，活性型のペプシンに変化する。

　消化酵素や胃酸を分泌する以外に，胃の幽門前庭部に存在する G 細胞からは胃の消化活動を活発化させるホルモンであるガストリンが内分泌される。

　さらに，胃の粘膜の表面を覆う副細胞は，塩酸の酸性とペプシンによる消化から細胞自身を守るため，粘液を分泌している。

c）胃炎

　胃炎には急性胃炎と慢性胃炎がある。

■急性胃炎

　急性胃炎は胃粘膜の急性炎症で，臨床的には腹痛，嘔吐，消化管出血などの急性症状より発症する。アルコール，薬物［非ステロイド性抗炎

症薬（non-steroidal anti-inflammatory drug：NSAIDs），抗生物質等］，ピロリ菌などの感染，ストレスなどが原因となる。24時間以上続くケースが多い。内視鏡所見では胃粘膜の発赤，浮腫，びらんなどの変化が見られる。

　急性変化が強く，上腹部痛，悪心・嘔吐，吐血などの症状が強いもので，内視鏡所見として，胃粘膜からの点状出血や，強い発赤，広範なびらんなどを認める急性潰瘍，急性胃炎などを総称して急性胃粘膜病変（acute gastric mucosal lesion：AGML）と呼ぶ。強いストレスが原因となる。急性胃粘膜病変は，原因が消失すれば，胃粘膜の病変は，比較的短期間で軽快することがある。

■慢性胃炎

　慢性胃炎は，胃粘膜の組織学的炎症である。臨床診断としては長引く消化器症状，腹痛，胃部不快感，胃もたれ，食欲不振などを主訴とするものである。

　確定診断としては，内視鏡検査で胃粘膜の生検を行い，胃粘膜の慢性炎症と固有胃腺の萎縮, 腺の過形成あるいは腸上皮化生を認めることを，主要所見とする。固有胃腺の萎縮は幽門前庭部から胃体部へと加齢とともに拡大していく。近年，ヘリコバクターピロリ菌感染が慢性胃炎の1つの原因として注目されている。また，鎮痛解熱薬として用いられるNSAIDsなどの薬剤や，自己免疫が原因の場合もある。

　治療としては，胃酸分泌の抑制が基本であり，ヒスタミンH_2受容体拮抗薬またはプロトンポンプ阻害薬（proton pump imhibitor：PPI）の投与が基本である。さらに胃もたれ感，げっぷなど消化器症状が強い場合は，消化管運動機能調整薬，抗不安薬の投与も行う。またヘリコバクターピロリ菌の感染が確認された場合には，ピロリ菌の除菌を行う。

■ヘリコバクターピロリ菌感染症

　ヘリコバクターピロリ（*Helicobacter pylori*）は，ヒトなどの胃に生息するらせん型のグラム陰性微好気性細菌である。ヘリコバクターピロリ菌の感染は，慢性胃炎，胃潰瘍や十二指腸潰瘍のみならず，胃がんや MALT（mucosa associated lymphoid tissue）リンパ腫などの発生につながることが報告されている。

　わが国で認可されている保険診療の対象となっている除菌療法は，カリウムイオン競合型アシッドブロッカー（P-CAB）または PPI と抗生物質 2 剤［アモキシシリン（AMPC）＋クラリスロマイシン（CAM）］を組み合わせた「（P-CAB or PPI）＋ AMPC ＋ CAM」の 3 剤併用療法で，3 剤を 7 日間服用する。当初は PPI としてランソプラゾール（LPZ）のみが指定されていたがオメプラゾール（OPZ）とラベプラゾール（RPZ），ボノプラザン（vonoprazan）も順次保険診療の対象となった。この方法による除菌の成功率は 80％程度とされてきたが，近年 CAM 耐性菌株が増え，除菌率が 70％程度まで低下したとの報告もある。vonoprazan 併用療法では，胃内 pH をより高く維持できるため，一次除菌 92.6％，二次除菌 98.0％と既存 PPI に比べ高率に除菌できる。

d）胃潰瘍・十二指腸潰瘍

■消化性潰瘍

　消化性潰瘍（peptic ulcer）は，主に胃酸やペプシンの消化作用が要因となって生じる潰瘍のことである。潰瘍の生じる部位により，胃潰瘍（gastric ulcer または stomach ulcer），十二指腸潰瘍（duodenal ulcer）と呼ばれる。

　症状として，上腹部痛・心窩部痛（いわゆる胃の痛み）があげられ，胃潰瘍では食後に腹痛が増悪することが多く，十二指腸潰瘍では食前・空腹時に増悪することが多いとされている。しかし，実際には必ずしも

そうではないこともある。さらに，潰瘍から出血した場合は，黒色便や吐血の症状が出現する。胃・十二指腸内に出血した血液が逆流して嘔吐すれば「吐血」または酸化を受け黒色に変色した「コーヒー残渣様嘔吐」となって生じる。また，嘔吐せずに，そのまま便となって出てくる場合は血液が酸化されて黒色となり「黒色の便」として生じてくる。

ただ，食道静脈瘤・Mallory-Weiss 症候群等の他の上部消化管出血でも同様の症状を呈する。また大腸や小腸からの下部消化管からの出血の場合，これを受けないで排出されるため「赤い便・血便」として生じてくる。

病因として，ヘリコバクター・ピロリ菌の感染が最も多いが，種々の精神的・肉体的ストレスも消化性潰瘍を発生する原因となる。

頭部外傷など中枢神経系障害の際に合併する消化性潰瘍を Cushing 潰瘍，広範囲な熱傷後に発症する消化性潰瘍を Curling 潰瘍と呼ぶ。副交感神経刺激または交感神経麻痺で，迷走神経が機能亢進し，胃粘膜の局所的血流障害と酸分泌の亢進により発症すると考えられる。

胃潰瘍の内視鏡所見のステージ分類として，崎田・三輪のステージ分類がある（表 10-1）。

表 10-1　胃潰瘍の内視鏡所見のステージ分類（崎田・三輪のステージ分類）

ステージ		内視鏡所見
活動期	A1	潰瘍辺縁に浮腫を伴い，潰瘍底は白苔で覆われ，時に凝血の付着を伴う。
	A2	辺縁の浮腫が改善し，潰瘍辺縁が鮮明になる。
治癒期	H1	潰瘍は浅くなり，潰瘍辺縁に再生上皮が鮮明になる。
	H2	潰瘍は縮小し，白苔が薄くなり，再生上皮の幅が広くなる。
瘢痕期	S1	白苔は消失して，発赤の残る再生上皮が覆う。（赤色瘢痕）
	S2	発赤は消失して，軽度の皺襞集中を認める。（白色瘢痕）

治療

　胃炎と同様に，治療としては，胃酸分泌の抑制が基本であり，PPI の投与が基本である。またヘリコバクターピロリ菌の感染が確認された場合には，ピロリ菌の除菌を行う。防御因子増強薬も用いる。

■デュラフォイ潰瘍（Ulcère de Dieulafoy）

　比較的小さな潰瘍であるが大出血を生じる潰瘍としてフランスの外科医 Paul Georges Dieulafoy が報告したものである。ちょうど粘膜浅層の血管の走行上部に潰瘍が生じることで，小さく浅い潰瘍でも血管破綻を生じ大出血する。内視鏡検査で，潰瘍底に露出する血管（動脈）の断端を確認できることがある。治療としては，内視鏡下に止血する。現在は，出血部位をクリップにて止血する方法，無水エタノールや高張ナトリウムエピネフリンを局注する方法などがある。

■腹部の激痛・筋性防御（腹膜刺激症状）

　出血していても胃潰瘍・十二指腸潰瘍の腹痛はそこまで強くなく，強い腹痛がある場合は，胃潰瘍・十二指腸潰瘍の穿孔による腹膜刺激症状である場合が多い。

e）胃がん

　胃がんは，胃粘膜の上皮細胞から発生する悪性腫瘍である。萎縮性胃炎のある胃粘膜に発生する。特に分化型腺癌は，腸上皮化生を伴う胃粘膜に高頻度に発生する。

　ヘリコバクター・ピロリ菌の感染が，胃炎や胃潰瘍，十二指腸潰瘍の発生・再発に関係しており，さらに胃がんの発生の 1 つと考えられている。

■病理所見

　胃がんは，ほとんどが腺がんである。若年者には，未分化型腺がんの頻度が高く，加齢とともに分化型腺がんが多くなる。

■胃がんの肉眼分類

胃がんの肉眼分類は，早期胃がんの肉眼分類としては，1962年に日本消化器内視鏡学会により成された。また，進行胃がんの肉眼分類として，Borrmann分類がある。

Borrmann 1型　腫瘤型：隆起を呈する

Borrmann 2型　潰瘍限局型

Borrmann 3型　潰瘍浸潤型

Borrmann 4型　びまん浸潤型

早期胃がんは，がんの浸潤が粘膜層または粘膜下層までにとどまるものである（リンパ節転移の有無は問わない）。進行胃がんは，がんの浸潤が筋層より深く浸潤したものを言う。

現在は，日本胃癌学会の定める胃癌取り扱い規約（第15版）による肉眼分類が，Borrmann分類をもとに作成されている。この分類は，がんの深達度とはかかわりなく判定する（**表10-2**）。

なお，0型（表在型）については，早期胃がんの肉眼分類を準用して亜

表10-2　胃がんの肉眼分類

0型	表在型	がんが粘膜下層までにとどまる場合に多くみられる肉眼形態
1型	腫瘤型	明らかに隆起した形態を示し，周囲胃粘膜との境界が明瞭なもの
2型	潰瘍限局型	潰瘍を形成し，潰瘍をとりまく胃壁が肥厚し周囲粘膜との境界が比較的明瞭な周堤を形成する
3型	潰瘍浸潤型	潰瘍を形成し，潰瘍をとりまく胃壁が肥厚し周囲粘膜との境界が比較的不明瞭な周堤を形成する
4型	びまん浸潤型	
5型	分類不能	

表 10-3　0 型（表在型）の亜分類

0-Ⅰ型	隆起型	明らかな腫瘤状の隆起が認められるもの
0-Ⅱ型	表面型	明らかな隆起も陥凹も認められないもの
0-Ⅱa型	表面隆起型	表面型であるが，低い隆起が認められるもの
0-Ⅱb型	表面平坦型	正常粘膜に見られる凹凸を超えるほどの隆起・陥凹が認められないもの
0-Ⅱc型	表面陥凹型	わずかなびらん，または粘膜の浅い陥凹が認められるもの
0-Ⅲ型	陥凹型	明らかに深い陥凹が認められるもの

分類する。**表 10-3** にその分類を載せる。

■**深達度での分類**

　胃壁は内側から粘膜層，粘膜筋板，粘膜下層，（固有）筋層，漿膜（しょうまく）下層，漿膜の 6 層により構成されている。粘膜から発生した胃がんは，次第に胃壁の上下方向，水平方向に増殖し，拡がるが，がんが胃壁の下にどこまで浸潤しているかを示したものが「胃壁深達度」である。この深達度によりリンパ節転移率が異なることから，深達度はその後の治療法の選択にとって重要な要素となっている。

■**治療**

　治療として，切除することが根治的治療である。開腹による胃切除術に加えて，最近は内視鏡的治療や，腹腔鏡下手術といった侵襲度の低い“低侵襲治療”が開発され，普及している。

　①内視鏡治療

　胃がんの内視鏡的治療として，内視鏡的粘膜切除術（endoscopic submucosal resection：EMR）や，内視鏡的粘膜下層剥離術（endoscopic submucosal dissection：ESD）があげられる。

　内視鏡的粘膜切除術は，胃粘膜下に生理食塩水などを注入し，胃粘膜

病変を挙上して銅線のスネアをかけて，高周波でポリペクトミーと同様に切除する方法である。内視鏡的粘膜下層剥離術は，内視鏡下手術用に開発した高周波ナイフを用いて，病巣周囲の粘膜を切開し，さらに粘膜下層を剥離して切除する方法である。内視鏡的治療は，胃がそのまま残るため，患者の生活の質（QOL）が良好である。

②手術

手術により根治が望まれる場合は，原発巣の切除と所属リンパ節の郭清を行う根治手術の適応となる。なお，根治が望めない場合でも，胃切除やバイパス術などの通過障害の改善など，症状の改善を期待できる場合は，姑息的手術が行われる場合もある。

定型手術は，胃の2/3以上の切除とD2リンパ節郭清を行う。

③化学療法

手術不能例と術後再発例に対して行われるが，補助化学療法として，外科手術の術前，術中，術後に行われることもある。

抗がん剤としては，5-FU，マイトマイシンC（MMC），アドリアマイシン（ADM），CCDPなどがある。2剤または3剤を併用する多剤併用療法が行われる。またメトトレキサート（MTX）やホリナートカルシウムを，5-FUの前に投与する方法も行われている。

3. 下部消化管（小腸・大腸）の疾患

（1）下部消化管の構造（図10-3）と機能

a）小腸

小腸（small intestine）とは，消化器のうち消化管の腸の一部である。小腸では消化と吸収を行う。小腸は胃に続き大腸へとつながる消化管である。長さ約6mだが生体内では筋肉の収縮によって3m前後まで縮んでいる。太さは3〜4cm。腹腔の中で曲がりくねっている。小腸は，十二

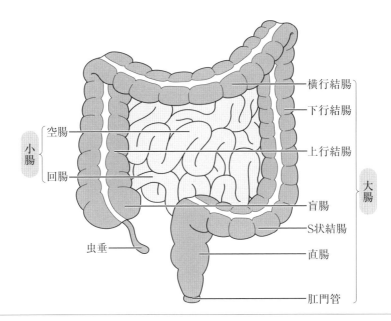

図 10-3　小腸・大腸の図

指腸・空腸・回腸の 3 か所に区分される。

　小腸には，比較的疾患が少ない。

b）大腸

　大腸（large intestine）は，小腸より，先の肛門に近い部位に位置する器官である。腸管の太さと腸絨毛を欠く点で，小腸と区別される。

　消化機能としては，細菌による食物繊維の発酵，および一部の栄養素の吸収と水分の吸収が行われる部位である。また，吸収されずに残ったものが便を形成し，排泄されるまでの間，貯留される部位でもある。

■盲腸・虫垂

　大腸は回腸口から 5～6 cm 程度下方向で袋状に閉じており，この部分

194

を盲腸といい，通常は腹部右下の腸骨前方にあるが，まれに肝臓下部に入り込んでいることがある。大腸の主要機能である水や塩分の吸収は行わない。

　盲腸の後内側には1cm弱の太さで長さ6〜7cmの突起状物である，退化的器官の虫垂があり，これは結腸の外側を縦走するヒモの先端に位置する。この内部は締め付けられており，固形物が入り込むことはほとんどない。開口部で盲腸とつながった虫垂の壁にはリンパ組織が多くあり，リンパ球や抗体が作られる。若年時にはこの活動が活発になり過ぎ，炎症反応が引き起こされることがある。これが虫垂炎である。

■直腸

　大腸の下末端にある長さ約20cmの部分が直腸であり，仙骨の前面でS状結腸と連結し，そのまま仙骨の弯曲に従って縦に位置する。そして尾骨の前で後方ほぼ直角に曲がりながら肛門につながる。直腸は下部で内部が広がった直腸膨大部があり，ここから肛門までの3cm程の管を肛門管と言う。肛門管の上には肛門柱と言う柱状の突起が6〜8本あり，これは肛門を閉じる機能を持つ。

　肛門には発達した輪走状の平滑筋でできた内括約筋と，それを取り囲む横紋筋の外括約筋がある。

（2）炎症性疾患

a）潰瘍性大腸炎

　大腸に潰瘍やびらんができる原因不明の疾患。自己免疫疾患の1つであり，Crohn病とともに炎症性腸疾患（inflammatory bowel disease：IBD）に分類される。

b）Crohn病

　口腔から肛門までの消化管全域に炎症および潰瘍を起こす原因不明の

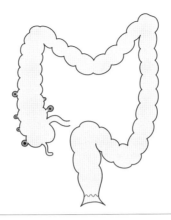

図 10-4　大腸憩室の図

疾患。自己免疫疾患の 1 つである。

c）虫垂炎

　虫垂炎（appendicitis）は，虫垂に炎症が起きている状態である。臨床症状として，右下腹部痛がよく知られているが，典型的にはまず心窩部（みぞおち付近）に痛みが出て，時間の経過とともに右下腹部へと移動していくことが多い。その他の主な症状としては，食思不振，嘔気，発熱などがある。

d）大腸憩室炎

　憩室（**図 10-4**）に炎症を起こして憩室炎になると腹痛の原因となったり，出血したりすることがある。右側の大腸の憩室炎は急性虫垂炎と症状が似ていて，鑑別が困難なこともある。

e）痔瘻

　肛門腺に細菌感染が生じ，その結果膿が溜まった状態を，肛門周囲膿瘍と言う。この膿瘍が破れて，肛門の内部と外部の皮膚との間を繋ぐ管

状の構造ができる。これが痔瘻である。

（3）隆起性病変（ポリープ）

ポリープは内視鏡検査などで観察される隆起性病変全般を形態的に表現するために用いられることが多い。なお，ポリープが100個以上形成された場合は**ポリポーシス**と呼ぶ。

a）大腸ポリープ（colorectal polyp）

大腸（直腸・結腸）に生じるポリープの総称である。近年は，大腸における「隆起性病変」ないし「大腸腫瘍」は，「大腸がん」や「ポリープ」を含めて一括の概念で総括され，大腸ポリープには，過形成，腺腫，腺腫内がんが含まれ，最終的には病理学的に評価される。

大腸ポリープの治療の目的は，「大腸がんの発生となり得る病変」を切除することにある。

b）大腸がん

大腸がんは，欧米型の食生活への変化により，日本人にも増えてきた。一般に早期大腸がんであれば自覚症状はなく，健康診断や人間ドックで発見される。全く症状が現れない場合も少なくない。進行大腸がんでも環周度が1/4以下ならば症状はほとんどない。1/2周を超えると腸内容の通過障害を起こす場合がある。

左側結腸に存在すると便通異常，腹痛，腹部膨満感などがあり，血便を伴うこともある。しかし，右側結腸ではこれらの症状は乏しく貧血，体重減少，腫瘤触知などの症状となる。これは上行結腸では内容物がまだ液体だからであると説明されている。左側結腸の全周性病変になると排便困難，便秘，イレウスを起こすこともある。

大腸がんは早期に発見できれば完全治癒の可能性が大きくなる。集団健診では普通「便潜血反応」が行われる。潜血反応が陽性であった場合，

貧血などの異常がある場合，その他の大腸がんのリスクが高い場合は，がんをはじめとする大腸疾患の確定のため大腸内視鏡検査が行われる。

（4）排便障害
ａ）便秘

　便秘とは，便の排泄が困難となり，排便の回数や便量が減る状態である。その原因は，「器質性」と「機能性」に分けられる。「器質性」は，大腸など腸管に器質的変化があり，便の通過障害が生じている場合である。また腸の動きに原因がある機能性便秘は，「弛緩性」「直腸性」「けいれん性」に分けられる。「弛緩性」とは，大腸の緊張がゆるんで蠕動運動が弱くなっている状態であり，「直腸性」は，直腸の反射が悪く，便が下に降りてきていても便意が感じにくくなっている状態，また「けいれん性」は，大腸の動きが強くなり，便通が悪くなった状態である。

ｂ）下痢

　何らかの原因で水分の再吸収がうまく機能しないと，水分の多い便が排泄される状態になるが，これを下痢と呼ぶ。

■下痢の症状

　下痢（diarrhea）は，健康時の便と比較して，非常に緩いゲル（粥）状・もしくは液体状の便のことである。主に消化機能の異常により，患う症状である。軟便（なんべん），泥状便（でいじょうべん），水様便（すいようべん）とも言う。

　便が非常に柔らかくなる以外の主な症状としては，腹痛，脱水症状（虚血，悪心・嘔吐），食欲減退，疲労や体力消耗があげられる。

　発症から 2 週間以内のものを，急性として扱う。ウイルス性のものである可能性が高い。ほとんどの場合，自然に治癒する。

■下痢の原因

日常において最も多く見られる原因としては，以下があげられる。

- ・食べ過ぎによる消化不良
- ・就寝前に食事をした場合による消化不良
- ・腐敗したものを食べたことによる食中毒
- ・冷たい物の飲み過ぎや食べ過ぎ
- ・前日の飲酒
- ・コーヒーや辛い食品といった刺激物の大量摂取
- ・乳糖不耐症の者が牛乳のような乳糖を含む食品を多量に摂取した場合
- ・マグネシウムを過剰に摂取（マグネシウムを豊富に含む豆乳を大量摂取，マグネシウムを多く含む薬剤を摂取）した場合
- ・毒キノコや貝毒などの有害物質による食中毒
- ・O157，アメーバ赤痢，ノロウイルス，ロタウイルス，アデノウイルスなどの細菌やウイルスに経口感染して起こる食中毒
- ・過度の精神的ストレス

c) 過敏性腸症候群

炎症や潰瘍などの器質的病変はないが，腸管の機能調節が不良のため，下痢や便秘，ガス過多などの症状が起こる。

4. 肝臓・胆嚢・膵臓の疾患

（1）肝臓

a) 肝臓の構造（図10-5）と機能

肝臓は，腹部の右上に位置して，ほぼ肋骨の下に収まっており，頭側（上方）には横隔膜が存在する。非常に機能が多いことで知られ，代謝，排出，胎児の造血，解毒，体液の恒常性の維持などにおいて重要な役割

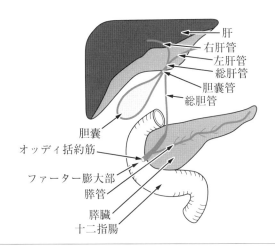

図 10-5　肝胆膵の図

を担っている。特にアルコール分解能があることで一般には知られている。また，十二指腸に胆汁を分泌して消化にも一定の役割を持っている。

　肝臓は肝動脈と門脈の 2 つの血管により栄養を受け，血流は肝静脈から肝外へと流れる。肝動脈は，大動脈から分岐した腹腔動脈の枝である総肝動脈が固有肝動脈となり右肝動脈と左肝動脈へと分かれて肝内へ入る。

　他方，肝臓は消化管へもつながりを持ち，胆管が十二指腸に開く。途中には胆囊があり，胆管下部には膵臓も接続している。

b）肝炎

■ウイルス性肝炎

　肝炎ウイルスが原因の肝臓の炎症性疾患のことを，ウイルス性肝炎（viral hepatitis）と言う。ほとんどの場合，A 型肝炎・B 型肝炎・C 型肝炎が多く，E 型肝炎は発展途上国を中心に流行している

　その他，サイトメガロウイルス・Epstein-Barr（EB）ウイルス・単純ヘルペスウイルス・風疹ウイルス・麻疹ウイルス・パルボウイルスなどのウイルスによって肝炎を起こすことがある。

　①肝炎ウイルス

　Ａ型肝炎ウイルス・Ｅ型肝炎ウイルスは，経口感染で広がり，Ｂ型肝炎ウイルス・Ｃ型肝炎ウイルス・Ｄ型肝炎ウイルス等は，血液による感染など，非経口感染である。Ａ型肝炎は急性肝炎を呈することが多く，Ｂ型肝炎やＣ型肝炎の場合は，慢性肝炎を生じることが多い。またＢ型肝炎は劇症肝炎を生じる場合も多い。

　②Ａ型肝炎

　Ａ型肝炎（hepatitis A：HA）とは，Ａ型肝炎ウイルス（HAV）が原因のウイルス性肝炎の一種である。多くは一過性の急性肝炎症状のみで，治癒後は強い免疫を獲得する。感染力は比較的強く，患者の発生数と居住環境の衛生状態には関連性がある。上下水道が整備されている先進国での発生は少ないが，衛生環境の劣悪な地域では蔓延している。衛生環境が劣悪な地域の感染は，乳幼児期に感染することが多いが流行はない。

　一般に小児では不顕性か発症しても軽い症状で治まることが多い。一方，成人では明瞭な黄疸症状を呈することが多く灰白色便，発熱，下痢，腹痛，吐き気・嘔吐，全身倦怠感などの症状があり，初期には風邪と類似の症状が見られる場合がある。高齢者ほど症状が重くなりやすい。

　戦後生まれの世代ではＡ型肝炎に対する抗体（HA抗体）を持っていない者が多く，これらの人々がＡ型肝炎の流行地へ旅行することで感染するパターンが多い。近年では汚染された輸入食材経由の感染が懸念されている。

　潜伏期間が約1か月と長いことから，未発症の感染者を感染源として食品を汚染し集団発生することがあるが，原因食材の特定には至らない

場合も多い。

　糞便を介した経口感染で，糞便に汚染された器具，手指等を経て感染する。また，ウイルスに汚染された水や野菜，魚介類などを生や加熱不十分なまま食べることによっても感染する。食物を介さずに，性行為による感染も報告されている。日本での主な感染源は，カキなどの二枚貝と考えられているが，輸入野菜が感染源になった例も報告されている。

　Ａ型肝炎の経過は慢性化することはほとんどなく，急性肝炎の形をとり，ある時期を過ぎると治癒へ向かうことが多い。4〜8 週間で回復し慢性症状に移行することはないとされている。肝機能の回復には，1 か月から 2 か月が必要とされ，肝機能が完全に回復するまでは禁酒が必要である。まれに劇症肝炎や腎不全へと移行し重症化することがある。

　黄疸が消えれば，肝機能検査の結果が完全に正常でなくても，安全に職場復帰が可能であるが，合併症として，急性腎不全，貧血，心筋障害をきたす。

　Ａ型肝炎には，特異療法はなく，患者は安静にして過ごす。また，劇症型の場合は，標準免疫グロブリンの投与を行い，肝不全の対応を行う。

③Ｂ型肝炎

　Ｂ型肝炎ウイルス（hepatitis B virus）は血液を介して感染する。感染経路は主に，性行為感染・輸血・臓器移植・刺青・針刺し事故等，針治療，歯科治療などがあげられる。かつては幼児期（7 歳まで）の輸血による感染が多かったが，現在では先進国で検査体制が確立したためほとんど見られない。針刺し事故や覚醒剤注射の回し打ち・刺青での針の再使用などもある。

　Ｂ型肝炎は，後述するＣ型肝炎と対照的に，性行為感染症であり，また母子感染も多かった。垂直感染として，主にＢ型肝炎に感染している母親から出産時の子への感染，母子感染がある。垂直感染したＢ型肝炎

ウイルスは感染者の肝臓や血液中に長時間とどまり，キャリアとなる。キャリアの 10〜20％は生涯のどこかの時期に慢性肝炎を発病するので，フォローアップが必要である。

診断

　B型肝炎の感染経路は，感染した機会の有無について問診して確認することが重要である。

B型肝炎予防接種について

　米国ではB型肝炎の予防接種を受けることが義務付けられている。

　④C型肝炎

　C型肝炎ウィルス（hepatitis C virus：HCV）は血液が主な感染経路で，かつては輸血による感染が多かった。現在においては，ディスポーザブル注射器の普及により先進国では検査体制が確立したためほとんど見られない。現在は針刺し事故や刺青，覚醒剤注射の回し打ちなどが主である。性行為ではほとんど感染しない。また母子感染も少ない。

　血液製剤は，非血友病患者にも投与された。非血友病患者に対する血液製剤（フィブリノゲン製剤，第Ⅸ因子製剤）の投与によるC型肝炎感染については，C型肝炎特別措置法が制定され，2008（平成20）年1月16日から施行されている。

　血液検査にて，HCV-RNA陽性でALTが正常な場合は無症候性キャリアであるが，多くの場合はALT高値が持続し慢性肝炎状態となる。ALT高値が持続する慢性肝炎の状態を5〜10年以上経過することで，その後肝硬変への移行・肝細胞がん発症となってくる。慢性肝炎持続の場合，約60％が肝硬変へと進展し，肝硬変後は年間7〜8％が肝細胞がんを発症する。肝硬変に至る前は肝細胞がんへの発症率は低い。

　⑤その他のウイルス肝炎

　A型からE型の肝炎ウイルス以外に，肝障害を呈するウイルスがあ

る。

・伝染性単核球症

EB ウイルスの感染による。経口感染である。学童期以降 10 歳代以降の若年者に見られる。発熱，扁桃腫大，咽頭痛，頸部リンパ節から全身のリンパ節の腫大，発疹が見られる。トランスアミナーゼが 300〜400 IU/L 程度の肝機能障害を示す。

・サイトメガロウイルス（cytomegalovirus：CMV）

リンパ節腫大，肝障害，肝脾腫を呈する。通常，軽症で自然治癒することが多い。成人では，免疫抑制状態にある場合に発症する。HIV/エイズ患者や，臓器移植後に見られることが多い。

・単純ヘルペスウイルス（herpes simplex virus：HSV）

口唇ヘルペス（HSV-1 型），性器ヘルペス（HSV-2 型）で，主として免疫機能が低下している症例で，肝機能障害を示し，トランスアミナーゼが上昇する。抗ウイルス薬であるアシクロビルが有効である。

c）肝障害

症状として，黄疸，発熱，だるい，疲れやすい，食欲がなくなるなどがあげられる。

■薬剤性（薬物性）肝障害

薬物性肝障害は投与された薬剤の副作用として肝臓が障害を受けるもので，抗生物質，解熱・鎮痛薬，中枢神経作用薬，抗がん剤などによるものが多く見られるが，すべての薬剤が原因となり得る。通常，薬と認識しないもの，たとえば，漢方薬，民間療法薬，健康食品なども原因となることがあり，注意が必要である。

■有機溶剤による肝障害

比較的濃度の低い蒸気を長期間吸入すると慢性中毒になり，「疲れやすい」「だるい」「頭が痛い」「めまいがする」などの症状が出る。

d）肝硬変

　肝硬変は，慢性肝疾患の終末像であり，肝細胞の壊死と再生が，肝臓全体に繰り返された結果，肝臓全体に線維増生をきたし，肝臓の萎縮，硬化が見られる。肝機能障害，門脈圧亢進症状を示す。門脈圧亢進症状として，食道静脈瘤がある。さらに進行すると肝不全状態になり，黄疸，腹水貯留，意識障害（肝性昏睡），羽ばたき振戦などの症状を示す。

e）肝がん

　肝がんには，原発性肝がんと転移性肝がんがある。

■肝細胞がん

　原発性肝がんで最も多いのは肝細胞がん（hepatocellular carcinoma：HCC）である。肝細胞がんは，主としてB型肝炎，C型肝炎ウイルスによる慢性肝炎，肝硬変などの炎症や肝細胞の線維化をベースに発がんする。

　最近は，非アルコール性脂肪肝炎（non-alcoholic steatohepatitis：NASH）の肝硬変進展からの発がんが注目されている。

　肝細胞がんの多くは，発がん初期は，症状をほとんど呈さない。このため，B型肝炎患者，C型肝炎患者などのハイリスクグループの患者に対して，超音波エコー検査や，CT検査，MRI検査などの画像検査で，定期的なスクリーニングを行いながら経過観察していく。腫瘍が見つかった場合は，肝生検を行う。画像検査で，肝細胞がんの確定診断を行うことも可能である。

■肝内胆管がん

　肝内胆管上皮から発生するがんである。通常は，正常肝から発生する。肝疾患の既往のない患者でみられる。病気の原因として，肝内結石症，原発性硬化性胆管炎との関係が報告されている。一部に，肝細胞がんと肝内胆管がんの混合型の混合型肝がんの場合がある。

治療法としては，肝切除が望ましい。

■**転移性肝がん**

他臓器のがんが，血行性，または直接浸潤にて，肝臓に転移したものを言う。門脈領域の消化管のがんから転移することが多い。大腸がんの肝転移が代表である。乳がん，肺がん，卵巣がんの転移もみられる。

治療は，切除可能であれば，外科的切除が望ましい。肝臓は正常であることが多いので，広範な切除も可能である。また，ラジオ波焼灼療法も適用である。

■**肝がんの治療**

①外科切除

手術による切除の適応があれば，切除することが望ましい。肝硬変のない肝臓の場合は，肝臓の 60％までは切除が可能となっているが，肝細胞がん HCC（原発性肝がん）の患者の多くは，慢性肝炎，肝硬変を経てから発がんしていることが多く，その場合は，肝予備能が低く，非がん部の肝臓を大きく切除すると，肝機能障害，肝不全をきたしてしまうため，肝切除術の適応となりにくい。

肝硬変患者，劇症肝炎，肝細胞がんの患者に対して，肝移植を行うことがある。わが国では，生体肝移植が多い。

②手術以外

・**ラジオ波焼灼療法**

超音波ガイド下に，凝固針を所用内に刺入し，450〜480 kHz の高周波（ラジオ波）にて，腫瘍を焼灼する方法である。現在，3 cm 以下の肝がんの治療の主流となっている。

・**エタノール注入療法**

超音波ガイド下に，細径針を用いて，腫瘍に穿刺し，99.9％エタノールを直接注入し，腫瘍を凝固・壊死させる方法である。現在，本治療法

はあまり行われることはない。

・マイクロ波凝固療法

　マイクロ波は，ラジオ波よりも，短い波長（2,450 MHz）の高周波を使用して，腫瘍を焼灼する方法である。

・経カテーテル肝動脈化学塞栓療法（transcatheter arterial chemoembolization：TACE）

　X線透視下に，カテーテルを肝腫瘍支配動脈に，選択的に挿入し，造影剤リピオドールと抗がん剤の懸濁液を注入後，ゼラチンスポンジなどで，その動脈を塞栓して，血流を遮断し，腫瘍を虚血壊死に陥らせる。

・動注化学療法

　カテールを，がんに血液を供給し，栄養している動脈に挿入し高濃度の抗がん剤を選択的に投与する治療法である。高濃度の抗がん剤を直接がんに投与することができるので副作用を少なくすることができる。ポンプを用いて持続投与する方法もある。転移性肝がんにも有効である。

（2）胆嚢

a）胆嚢の構造（図10-6）

　胆嚢（たんのう）は，食事による消化に必要になるまで，胆汁をいったん蓄積する器官で洋梨型の形状をしている。胆管（胆道）によって肝臓と十二指腸に接続している。

b）胆石症

　最大25％の人間が，コレステロール，レシチン，および胆汁酸で構成された胆石を持つ。これらは通常，食事と関係して，胆嚢収縮と胆石が胆管を通り抜けることで，疝痛を引き起こす場合がある。また微小な胆石が多数発生する症状を胆砂（症）と呼ぶことがある。外科手術（胆嚢摘出）が最も一般的な胆石の根治療法である。最近は，腹腔鏡下でそれ

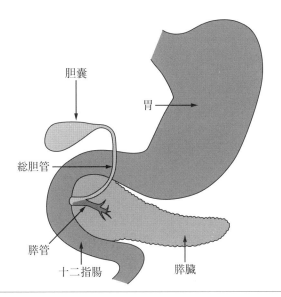

図 10-6　胆囊の図

を実行することができる。

c）胆囊炎

　急性，または慢性の胆囊の炎症が腹痛を引き起こす。急性胆囊炎の症例の 90％は胆石の存在によって引き起こされる。

d）胆囊がん

　胆囊がんは一般的に予後は良くない。

（3）膵臓

a）膵臓の構造（図 10-6）と機能

　膵臓（pancreas）は，成人で長さ 15 cm 程度の右側が太く左側が細いくさび型の臓器である。向かって左端は，肝臓の下にある十二指腸がコ

の字型に曲がった部分の間にはまりこんでいる。反対側の右端は，腹部の右端の脾臓まで達している。十二指腸側を膵頭部，脾臓側を膵尾部と呼ぶ。

　膵臓は，外分泌機能と内分泌機能の双方を持っている。

　膵臓の機能として，膵液と呼ばれる消化酵素を含む液体を分泌し，それを消化管に送り込む外分泌腺として働いている。

　さらに，膵臓の組織内に点在するランゲルハンス島は，一つひとつが微小な臓器と考えられ，インスリン，グルカゴンなどのホルモンを血液中に分泌する内分泌腺である。したがって膵臓全体として見ると，2つの機能を持つと言える。

　　・内分泌機能-いくつかのホルモンを分泌する内分泌器
　　・外分泌機能-膵液を小腸（十二指腸）に分泌する消化器

b）膵炎（急性膵炎）

　成人の急性膵炎の原因としてはアルコールと胆石症が2大成因とされている。この2つが急性膵炎全体で占める割合は国や地域によって大きく異なる。胆石症の場合は胆嚢摘出術，アルコール性の場合は禁酒によって再発のリスクが減少する。その他は，特発性，内視鏡的逆行性胆管造影（endoscopic retrograde cholangio pancreatography：ERCP）後，高中性脂肪（triglyceride：TG）血症，膵胆管合流異常症等があげられる。

　小児科領域では，流行性耳下腺炎，マイコプラズマといった感染症，抗てんかん薬のバルプロ酸，膠原病などの全身疾患，交通事故，虐待などの外傷・遺伝性膵炎の報告もある。

症状

　上腹部（特に心窩部）の激痛，麻痺性イレウス，悪心・嘔吐，背部痛，発熱

c ）慢性膵炎

　基本的にアルコールによるものが最も多いとされているが，自己免疫性，急性膵炎後，膵管閉塞（外傷後，腫瘍など）が原因のものも認める。無症候性の場合も多いが，症状としては腹痛が主な症状であり，その他には下痢・脂肪便・食欲不振等もある。さらに，内分泌機能低下や，糖尿病を併発してくる。

d ）膵がん

　膵がんは，膵臓に発生するが，外分泌系の腫瘍と，内分泌系の腫瘍に分けられる。外分泌系の腫瘍が多い。最近，増加しており，予後が悪く，死亡率も増加している。喫煙との関連が指摘されている。

5. 腹壁・腹膜・横隔膜の疾患

（1）鼠径ヘルニア

　ヘルニアとは，腸管などが，腹壁に生じた欠損部を通じて飛び出す状態のことを言う。そして，左右の太腿の付け根部分に発生するヘルニアを「鼠径ヘルニア」と言う。基本的に問診と患部の視診・触診で，診断することが可能で，治療は手術が原則である。

（2）腹膜炎

　腹膜炎とは，腹膜に何らかの原因で炎症が起こった状態である。多くは細菌感染によって起こる急性腹膜炎である。

　診断として，腹部の触診で，腹部を圧迫した手を急に離すことで周囲に痛みが響く Blumberg 徴候や，触診した腹部が板のように硬くなる筋性防御が特徴的である。

（3）横隔膜ヘルニア

　横隔膜は胸腔と腹腔の間にある膜状の筋肉で，呼吸運動に大きな役割を果たしている。横隔膜の食道が通る部分を食道裂孔と言う。食道裂孔が大きくなったり，筋肉がゆるむと，胃の一部が胸腔内に入り込み，この状態を食道裂孔ヘルニアという。食道裂孔ヘルニアには，滑脱型，傍食道型，混合型の3種類がある[5]。

引用文献

1）順天堂大学医学部附属順天堂病院　耳鼻咽喉・頭頸科：口腔癌・舌癌.
　　https://www.juntendo.ac.jp/hospital/clinic/jibi/about/disease/target_neck03.html
2）蕗書房：ライフライン21 がんの先進医療 咽頭がん.
　　https://gan-senshiniryo.jp/cancer/pharyngeal-cancer/cancer_2383
3）順天堂大学医学部附属順天堂病院　耳鼻咽喉・頭頸科：中咽頭癌.
　　https://www.juntendo.ac.jp/hospital/clinic/jibi/about/disease/target_neck11.html
4）順天堂大学医学部附属順天堂病院　耳鼻咽喉・頭頸科：下咽頭癌.
　　https://www.juntendo.ac.jp/hospital/clinic/jibi/about/disease/target_neck07.html
5）時事メディカル：食道裂孔ヘルニア（横隔膜ヘルニア）.
　　https://medical.jiji.com/medical/012-0132-01

参考文献

・高久史麿，尾形悦郎，黒川清，他監修：新臨床内科学，第9版，医学書院，2009
・加藤治文監修，畠山勝義，北野正剛，若林剛編：標準外科学，第13版，医学書院，2013
・日本胃癌学会編：胃癌取扱い規約，第15版，金原出版，2017
・日本胃癌学会編：胃癌治療ガイドライン，第5版，金原出版，2018

11 | 栄養バランスの障害

| 山内豊明

《**目標 & ポイント**》
栄養状態のアセスメントと栄養指導，栄養バランスの不均衡による疾患について学び，治療や生活習慣を含めての生活の調整をするための方略について考える。
《**キーワード**》　糖尿病，脂質異常症（高脂血症），痛風，肥満，メタボリックシンドローム

1. 代謝・消化

　生命体は，外界と区別できる個体であって外界とのきちんとした境界線を持ち，個体として独立したエネルギー系を持つ。さらに自己増殖をして種を残すという能力を持つ。栄養の摂取・吸収・代謝はどのような行為であろうか。エネルギーという，生きていくためにどうしても必要なものや身体の構成成分を維持するために，素となるものを入手（摂取）しなければならない。しかし身体には外界との境界線があるために外部から内部へその素を移行（吸収）させなければならない。また，ただ移行させても必要とする目的のものと同じものではない可能性があるので，目的にかなうように再構築（代謝）をする必要がある。

　物質が生体のなかで分解や代謝がなされるにはさまざまな作用がある。まずはエネルギー代謝があり，生きていくための環境に必要な水や電解質を代謝する。そして身体の構成物質というのは生まれてから亡くなるまで同じものを使っているものはほとんどなく，かなりのものが入

れ替わっている，いわゆる新陳代謝をしている。

　消化をするとは，身体の内部環境へ移行させたくても持ち込まれる前の物質というのはかなり大きいので，そのままでは身体の外と中との境界をすり抜けられない。そのためにいったん小さな分子にすることで膜をすり抜けて，内部でもう一度必要な物質に作り直すという作業である。すなわち，大きいものを小さい形にして吸収させるということが消化という作業である。

2. 糖尿病

（1）糖尿病とは

　糖尿病とは，膵臓のランゲルハンス島（膵島）の β 細胞から分泌されるインスリンがうまく分泌されない，あるいはそのインスリンがうまく作用しないために高血糖となってしまう状態である。

　動物は，血糖が高いことによっていきなり命を落とすことはないが，血糖が低くなると死に直結する。そのために，身体にとっては血糖を上げるホルモンは幾種類も存在するが，血糖を下げるホルモンはインスリンしかない。したがって，この唯一血糖を下げるインスリンがうまく作用しなくなると血中糖濃度（血糖値）を適切に維持できないことになる。その原因としてはさまざまな要因が絡み合い，遺伝的素因，環境要因，さまざまな内分泌疾患，あるいは血糖を上げるような外来性の薬剤の副作用などがある。

（2）分類

　糖尿病は，インスリン依存型糖尿病（insulin dependent diabetes mellitus：IDDM）（1型糖尿病），インスリン非依存型糖尿病（non-insulin dependent diabetes mellitus：NIDDM）（2型糖尿病），二次性糖尿病，そ

して耐糖能障害とに分類される。

　1型糖尿病（インスリン依存型糖尿病）は遺伝的因子が背景になって主に自己免疫機序が基盤になって起こると言われている。インスリンを産生するβ細胞が自己免疫によって破壊されてしまうため，インスリンの分泌自体が不足している。そのためにどうしても外部からインスリンを補充する必要がある。一般的に恰幅の良い肥満体型の者が糖尿病を発症しやすいと思われがちだが，この1型糖尿病では肥満であるかどうかは発症に関係しないと言われている。

　糖尿病のなかでも非常に多く目にするのが2型糖尿病である。インスリンの産生不足以外に，インスリン自体が作用しにくい（インスリン抵抗性）状態がある。遺伝的因子を背景に生活習慣要因が加わることによって，一般に中年以降に罹患する。それもある時突然発症するわけではなく，いつの間にか緩徐に現れてくる。一方，1型糖尿病では比較的若い時に急激な発症をする場合が多い。

　二次性糖尿病は，インスリン作用そのものというよりも，そのインスリンを分泌する膵臓そのものに，たとえばがんがあったり炎症を起こしたりすることにより二次的にインスリン分泌が阻害されている，あるいは他の内分泌疾患の影響によって結果として糖尿病のような状態，すなわち血糖が高く維持される状態が引き起こされているものを言う。

　耐糖能障害は，糖尿病とまでは言えないが，かといって正常とも言い難いというグレーゾーンに血糖値がある状態を言う。一部はそのまま糖尿病へ進行することもある。

（3）症状

　糖尿病の症状には大きく分けて2種類ある。血糖値そのものが高いことによる症状と糖尿病による合併症の症状である。

　2 型糖尿病では，自覚症状がない場合が非常に多く，それゆえになかなか糖尿病自体に気がつきにくいということを引き起こしている。血糖値が高いと，それを薄めようとして水分を多く取ろうとする。また，ある程度以上血糖値が高くなると血液の中から尿の中に糖を排泄することになり，尿中の糖を薄めるために，どうしても尿の水分を多くして薄めることが必要となり，そのためにも水をたくさん飲みたがり尿量も増え喉の渇きを自覚することになる。さらに状況が悪くなると，高血糖による昏睡を起こすような場合もある。

　糖尿病では合併症は非常に厄介であり，中核事象は血管障害である。血管障害については，大きめの血管を傷めるという大血管障害と，微細な血管を障害するという微小血管障害の 2 つに大きく分けることができる。大血管障害としては，血圧が高くなる，アテローム性動脈硬化症が進行するというような形で現れる。微小血管障害で糖尿病に非常に特徴的なものとしては，網膜を養う血管の障害，非常に細かい血管が分布している腎臓の障害，そして神経を養っている細い血管の障害の 3 つである。すなわち糖尿病による網膜症，腎症，神経障害という三大合併症を引き起こす。

（4）臨床診断（図 11-1）

　直接的なものは糖尿病そのものを表している血糖値が非常に高いということである。もう 1 つがヘモグロビン A1c である。血糖値が高い状態が続くと，赤血球の膜に糖鎖がくっついていき，その糖鎖がくっついている赤血球がヘモグロビン A1c として測定される。これがある程度以上の比率を占めるということは，その瞬間たまたま血糖値が高くないとしても，比較的長時期にわたって血糖値の高い状態が続いていたことを示しているので，糖尿病の臨床診断に有用である。

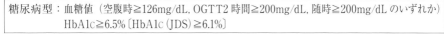

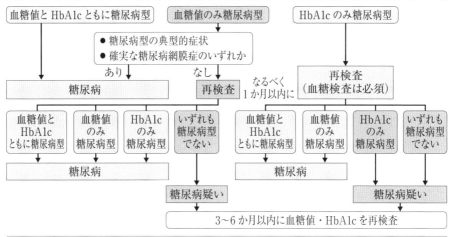

図 11-1　糖尿病の臨床診断[1]

　この血糖値とヘモグロビン A1c のどちらとも高値の場合は，すぐ糖尿病という診断がつくが，血糖値だけが該当した場合は，さらに糖尿病の典型的な症状を認める場合に糖尿病という診断となる。ヘモグロビン A1c だけでは診断できないので，やはり糖尿病の本態である血糖値が高いことを確認するというプロセスを経て，糖尿病の診断をする。

　血糖値に関しては，早朝空腹時血糖で 126 mg/dL 以上，あるいは任意に測った際に 200 mg/dL 以上，あるいは 75 g のブドウ糖を溶かした液体を飲んだ 2 時間後の血糖値が 200 mg/dL 以上，のいずれかを満たせば，糖尿病と診断される。

　逆に，空腹時血糖が 110 mg/dL 以下であり，かつ 75 g 糖負荷試験での 2 時間値で 140 mg/dL 未満であった場合には正常と診断する。そし

て正常，糖尿病型のいずれにも属さない場合を境界型と分類する。

（5）治療

　糖尿病自体を完治することはできず，いかに血糖値をコントロールするか，いかに糖尿病とうまく付き合っていけるかということがポイントになる。

　具体的な治療の方法に関して，治療の原則として，1型糖尿病ではインスリン治療が必須である。しかし，ただインスリンを与えればよいというわけではなくて，基本的には高血糖になるような状況をいかに生活のなかでコントロールするかがポイントである。そのために食事を工夫すること，運動によって血糖値の上昇を防ぐという組み合わせが1型糖尿病治療の原則である。

　2型糖尿病は必ずしもインスリンを必要としない場合もある。食事が不適切であったり，十分な運動がなされていないことによって高血糖になっているような場合は，まずはそこをコントロールする。それでもなかなかうまくいかない場合には，補助的に薬剤を使うこともある。薬剤としては内服の糖尿病薬である程度のコントロールができる場合もあるが，それだけではコントロールが十分でない場合は最終的にインスリンを使わざるを得ないこともある。

　このように糖尿病に対しては必ずしもすべてでインスリンを使うわけではなく，できればインスリンを使わないで基本的な食事や運動療法でコントロールできることが望ましい。

a）食事療法

　生きていくためにはどうしても食事という形でエネルギー摂取をしなければならないが，どのくらいのエネルギーを摂るかを算出するために，まずは望ましい体重として，目標体重を算出する必要がある。

表 11-1　必要エネルギー量の算出法

＜目標体重（kg）の目安＞

　総死亡が最も低い BMI は年齢によって異なり，一定の幅があることを考慮し，以下の式から算出する。

　　　18〜49 歳：[身長(m)]^2×18.5〜24.9
　　　50〜64 歳：[身長(m)]^2×20.0〜24.9
　　　65〜74 歳：[身長(m)]^2×21.5〜24.9
　　　75 歳以上：[身長(m)]^2×21.5〜24.9※

＜身体活動レベルと病態によるエネルギー係数（kcal/kg）＞

　①軽い労作（大部分が座位の静的活動）：25〜30
　②普通の労作（座位中心だが通勤・家事，軽い運動を含む）：30〜35
　③重い労作（力仕事，活発な運動習慣がある）：35〜

　高齢者のフレイル予防では，身体活動レベルより大きい係数を設定できる。また，肥満で減量をはかる場合には，身体活動レベルより小さい係数を設定できる。いずれにおいても目標体重と現体重との間に大きな乖離がある場合は，上記①〜③を参考に柔軟に係数を設定する。

＜総エネルギー摂取量の目安＞

　総エネルギー摂取量(kcal/日)＝目標体重(kg)※※×エネルギー係数(kcal/kg)

※：75 歳以上の後期高齢者では現体重に基づき，フレイル，（基本的）ADL 低下，併発症，体組成，身長の短縮，摂食状況や代謝状態の評価を踏まえ，適宜判断する。
※※：原則として年齢を考慮に入れた目標体重を用いる。

■総エネルギー摂取量の算出法（表 11-1）

　総エネルギー摂取は目標体重（kg）にエネルギー係数（kcal/kg）をかけて求める。

　以前は標準体重（現在の目標体重に相当）として身長（m）の二乗×22 で計算したものを用いていた。体重をメートルで表した身長の二乗で割った値が BMI（Body Mass Index）である。この BMI が 22 であると健診での異常所見が男女とも最も少ないとの事実があったため，そこから逆算して BMI が 22 になるような体重を計算してそれを標準体重と

し，その標準体重に，身体活動量（現在のエネルギー係数に相当）に応じて，最終的にどのくらいのカロリーが必要となるかを計算で求めていた。

しかし近年，高齢化とともに理想的な BMI の幅が広くなっており，アジア人で死亡率が最も低い BMI は年齢により異なるという報告もあり，死亡率の点から至適な BMI は高齢者では若年者より上昇する傾向が認められた。このようなことから現在では目標体重を算出する係数はかつての一律 22 ではなく，年齢により 4 段階に設定されるようになった。特に 75 歳以上の場合は，現体重に基づき，フレイル，（基本的）activities of daily living（ADL）低下，併発症，体組成，身長の短縮，摂取状況や代謝状況の評価を踏まえ，適宜判断するということが求められている。

エネルギー係数（かつての身体活動量に相当）は，大部分が座位の静的活動である「軽い労作」，座位中心だが通勤・家事，軽い労作を含む「普通の労作」，力仕事，活発な運動習慣がある場合の「重い労作」の 3 段階に分類されている。

■食事組成と摂取の仕方

人間が生きていくためベースになる基礎食としては，1,200 kcal は絶対に必要である。さらにそれを目標体重から求めた総エネルギー摂取量になるように調整するので，この 1,200 kcal を下回るということはどんなに体重が少ない人でも基本的にはあり得ない。

目標体重から求めた総エネルギー摂取量をどのようなエネルギー源から取るかについては個別化対応が推奨されているが，明確なエビデンスはないものの「総必要エネルギーの 50～60％は一番エネルギーに変えやすい炭水化物から取り，20％をタンパク質から，そして残りを脂質からとなるように」というかつての栄養素摂取比率の推奨値についてはひとつの目安としてよいとされている。

　どんなに血糖値が低くなったとしても最低限の血糖値は維持しなければならない。そのためには食事の回数を減らしてしまうと，出だしの血糖値を余計に高めておかなければならないので，どうしても摂取する総エネルギー量は増えてしまうことになる。したがって，できるだけ食事の回数を増やしてまめに取るというのが一番理想的な食事の仕方である。つまり，インスリンをできるだけ使わないようにするには，まとめ食いをするよりはこまめに分けて食べるほうが望ましい。

　しかしながらそのために，つまり食事をするために生きていて，その合間合間に仕事をするというわけにもいかない。現実的には普段行っている三度三度の食事と言われる形で朝昼夕に，その必要なエネルギーを均等に分けて取るというのが望ましい。

　インスリン治療中は，どうしてもインスリンが一時的に作用するので血糖が下がり気味になる。インスリン治療中にはインスリンでの低血糖対策として，必要エネルギーのうちの 1 単位（80 kcal）から 2 単位（160 kcal）は，ちょっとしたおやつのように，いわゆるスナックとして取るのが望ましい。

b）運動療法

■目的（表 11-2）

　インスリンの効きを良くする，つまりインスリンの感受性を改善するということが目的である。また，運動することによって，体脂肪を減らし全体の体重を減らすことも目的となる。その結果として脂質異常症（高脂血症）の改善も期待できる。運動療法の目的と適応条件を**表 11-2** に示す。

■方法（表 11-3）

　運動としては感覚的にややきついと思われる程度の運動を行う。30 分間程度の運動を維持すると身体のなかの脂肪が燃えやすくなるので，そ

220

表 11-2　糖尿病の運動療法〜目的・適応条件

目的
・インスリン感受性改善による糖利用促進
・体脂肪の効率的減少による体重減少
・脂質異常症の改善
適応条件
・IDDM やコントロールが著しく不良な NIDDM で
　は軽度な運動にとどめる。
・増殖性網膜症，持続性タンパク尿のある腎症，心肺
　の合併症があれば禁忌

表 11-3　糖尿病の運動療法〜方法

方法
・運動強度：「ややきつい」程度

$$\%負担度 = \frac{心拍数 - 安静時心拍数}{予測最大心拍数 - 安静時心拍数}$$

　　が 0.4〜0.6 の中等度レベル
　　脈拍は 100〜120/分程度
・持続時間：30 分程度を週に 3 回以上
・目標消費エネルギー：240 kcal（3 単位）
・食後 1〜2 時間に行う（低血糖予防）

の程度の運動を週に 3 回以上は行うことが望ましい。運動量の目安とし
ては 3 単位程度であり，激しく運動して血糖が下がると低血糖を起こす
恐れがあるため，運動の前には少し血糖が上がっているような状況，つ
まり食事をして少し経ってから運動をすることが望ましい。

c）薬物療法（経口血糖降下薬）（表 11-4）
　1 型糖尿病ではそもそもインスリンを投与しなければならないので，
薬物療法の適応にはならない。2 型糖尿病の場合で食事療法，運動療法
という生活のなかで十分なコントロールができない場合には，補助的に

表 11-4　経口血糖降下薬

適応
2型糖尿病で，食事・運動療法で十分なコントロールが得られない場合
種類
・スルホニル尿素（SU）剤：インスリンの分泌促進
・ビグアナイド（BG）剤：インスリンの分泌を介さない膵外作用
（乳酸アシドーシスに注意　最近はあまり用いない）

経口薬を併用することがある。インスリンの分泌を促進するもの（SU剤）や，インスリンの分泌を介さないような膵外作用を及ぼすような薬剤（BG剤）がある。

　また，食後の高血糖はアテローム硬化を促進することから，食後の血糖値の上昇を抑制するもの（α-グルコシダーゼ阻害薬）も使用される。

d）インスリン療法（表 11-5）

　インスリン療法は1型糖尿病では必須である。2型糖尿病でも，それまでの方法でどうしてもコントロールがつかない場合には，インスリン療法を加えなければならない。なかなか血糖のコントロールがつかないために起こる昏睡，妊娠中，あるいは手術時などは，身体にとって非常に大きな負担がかかる。身体は危機に瀕した時には，少し血糖を上げてでも危機に対応としようとするため，どうしても血糖は高くなりがちである。そのような場合には，インスリンを使ってうまくコントロールする必要がある。

　経口血糖降下薬が当初から無効であった場合はインスリンを使うしかないが，当初有効でありながら徐々に効きが悪くなった場合にも，最後には使わざるを得なくなる場合がある。

表 11-5　インスリン療法

1 型糖尿病
2 型糖尿病でも以下の場合
・糖尿病性昏睡
・重症感染症，妊娠時，手術時
・経口薬が無効の場合
　一次無効：当初から無効の場合
　二次無効：当初有効であったが，後に無効に
　　　　　　なった状態

3. 脂質異常症（高脂血症）

　脂質異常症とは，LDL コレステロールが 140 mg/dL 以上を高 LDL コレステロール血症と，120〜139 mg/dL を境界域高 LDL コレステロール血症とし，HDL コレステロールが 40 mg/dL 未満の場合を低 HDL コレステロール血症とし，トリグリセリドが 150 mg/dLi 以上を高トリグリセリド血症とし，non-HDL コレステロール 170 mg/dL 以上を高 non-HDL コレステロール血症と，150〜169 mg/dL を境界域高 non-HDL コレステロール血症とする。成人の 5 人に 1 人程度と比較的大勢いるが，それだけでは必ずしも症状があるとは限らないので，健康診断などで初めて見つかったりする。

　ほとんどが無症状であるが，症状があるとした場合には眼瞼やアキレス腱などに脂肪の部分的な沈着が見られることもある。

4. 痛風

（1）痛風とは

　痛風という病名は，風が吹いた程度のわずかな刺激でも激しい痛みを

引き起こすということに由来するとされている。かつては贅沢病とも言われ，贅沢な食事をしているためこの病気になったとも言われていたが，尿酸値が高いということが痛風の本態であって，そのために溶けきらない尿酸が血中で結晶になり，その結晶が，特に足の親指の関節で溜まるために，痛みを起こすことが明らかになっている。血中尿酸値が 7 mg/dL 以上の際に溶けきらない状態，いわゆる過飽和という状態になるので，臨床的には 7 mg/dL 以上の場合，高尿酸血症と診断するが，必ずしも痛風の症状が現れるとは限らない。

（2）分類

痛風には原発性痛風と続発性痛風の 2 つのタイプがある。原発性痛風とは，原因が特にわかっていないが，結果として尿酸値が高くなっているというものであり，男性に多い。特に中年の男性に多いということから，いわゆる肉類をたくさん摂取したり，アルコールの過剰摂取などが多く見られるため，かつて贅沢病と言われていたものである。もう 1 つの続発性痛風とは，結果として尿酸が高値になる場合である。その原因の 1 つには核酸を非常に多く代謝するような場合，たとえば白血病などがある。白血病では，未熟な白血球が作られては壊されるという繰り返しによって，壊された産物としての核酸が非常に多くなる。あるいは腎臓から排泄がうまくいかないための尿酸の蓄積に起因する続発性痛風もある。

（3）症状

痛みが突然発症し，非常に耐え難い痛みとなるが，それが 1〜2 週間程度で寛解していく。非常に激しい痛みを起こしている最中には，その痛みを起こしている部位の腫脹，発赤，発熱，圧痛など典型的な徴候を認

めることもある。過食や大量飲酒が誘因になることもあるが，飲酒をすれば必ず発症するというわけでもない。

（4）治療方針

　非常に強い発作が起こっている最中はコルヒチンを用いる。他には非ステロイド系の消炎剤を用いる場合もある。尿酸値そのもののコントロールとしては，できるだけ尿酸を作らせない，あるいはできるだけ排泄させる。そのためには水をたくさん飲むことでできるだけ大量に尿酸を排尿させることも大切である。

5．肥満

　肥満とは，日本ではBMIが25以上の場合であって，多くの場合は必要以上にエネルギーを摂り過ぎていることが原因である。

　肥満の要因としては，必ずしも1つの原因だけではなくて，遺伝的素因があったり，心理的ストレスによって過食になったり，あるいはその他の内分泌疾患，代謝疾患によって二次的に肥満という形で現れる場合もあり，複合的であることが少なくない。

　体重が重いことによって，関節等に負担がかかったり，たくさん血液を送らなければならないために血圧が高くなったり，あるいは血糖値が上昇することから，いわゆる2型糖尿病に強く関連する。

　治療の原則は，エネルギーの摂り過ぎが根本原因であることがほとんどであるため，標準体重を目指し適切な体重を維持することである。そのためには減量，あるいは摂取カロリーの見直しも必要となる。さらに消費エネルギーを増やすために，適切な運動も大切である。

6. メタボリックシンドローム

　メタボリックシンドロームは,内臓脂肪型肥満がベースにあるうえに,
高血圧症, 糖尿病, 脂質異常症（高脂血症）を伴っているものである。
これらは別々の因子ではなくて非常に強く関係している。結局これらに
よって動脈硬化を起こすと最終的に血管障害, 心筋梗塞, 脳梗塞という
形でつながり, 一見バラバラに見えるが, 実は一連のものであると認識
されている（**図11-2**）。

　メタボリックシンドロームの診断基準としては, 必須条件としては内
臓脂肪型肥満があって, そのうえで高血圧（ただし, 血圧値の分類にお
いては収縮期血圧 130〜139 mmHg は, 高血圧ではなく正常高値血圧で
あるが）, 糖尿病, 脂質異常症（高脂血症）のいずれか2つがあればメタ
ボリックシンドロームと診断される（**表11-6**）。

　治療としては, 原則的に高血圧, 脂質異常あるいは糖尿病コントロー
ルをすることが大事である。そのためには元になっている内臓脂肪型肥

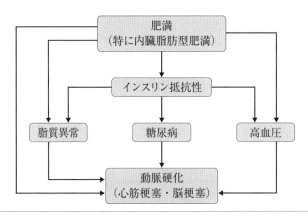

図 11-2　メタボリックシンドロームの概念

表 11-6　メタボリックシンドロームの診断基準

必須条件	内臓脂肪型肥満	ウエスト周囲径 （男：85 cm 以上，女：90 cm 以上）
3項目の うち 2項目以上	脂質	高トリグリセリド血症：150 mg/dL 以上 and/or 低 HDL コレステロール血症：40 mg/dL 未満
	血圧	収縮期血圧：130 mmHg 以上 and/or 拡張期血圧：85 mmHg 以上
	血糖	空腹時血糖：110 mg/dL 以上

満を解消する必要があり，食事療法，運動療法という，生活によるコントロールがポイントである。

7. フレイル

　フレイルは海外の老年医学の領域で用いられている「脆弱（ぜいじゃく）」を意味する Frailty（フレルティ）が語源となっている，比較的新しい言葉と概念である。その意味するところは，加齢に伴う心身が（老い）衰えた状態である。厚生労働省研究班の報告書では「加齢とともに心身の活力（運動能力や認知機能等）が低下し，複数の慢性疾患の併存などの影響もあり，生活機能が障害され，心身の脆弱性が出現した状態であるが，一方で適切な介入・支援により，生活機能の維持向上が可能な状態」とされている。

　この状態は，いわば健康な状態と日常生活で何かしらの支援を必要とする状態の間である。多くの場合は，このフレイルの段階を経て要介護状態へ進行すると考えられている。

表 11-7　Freid のフレイル基準

＜判断項目＞
　1）体重減少：年間に 4.5 kg または 5％以上の意図しない体重減少
　2）疲れやすさ：週の 3～4 日以上何をするのも面倒だと感じる
　3）歩行速度の低下
　4）握力の低下
　5）身体活動領の低下

＜判断基準＞
　3 項目以上該当：フレイル
　1～2 項目に該当：プレフレイル（フレイルの前段階）

　しかし一方で，早期の適切な対策は，フレイルの状態から要介護状態に至る可能性を減らす，あるいは元の健康な状態へ戻すことも可能である。そのためにもフレイルの状態に早く気づくことは重要である。フレイルであるかどうかの基準としてはさまざまなものがあるが，Freid が提唱したもの（**表 11-7**）が多くの場面で用いられている。

引用文献

1）日本糖尿病学会編著：糖尿病治療ガイド 2020-2021，文光堂，2020

参考文献

・日本糖尿病学会編著：糖尿病診療ガイドライン 2019，南江堂，2019
・厚生労働省「日本人の食事摂取基準」策定検討会：日本人の食事摂取基準（2020 年版），2019
・日本痛風・核酸代謝学会ガイドライン改訂委員会：高尿酸血症・痛風の治療ガイドライン，第 2 版，メディカルレビュー社，2010
・研究代表者　鈴木隆雄：厚生労働省科学研究費補助金（長寿科学総合研究事業）総

括研究報告書「後期高齢者の保健事業のあり方に関する研究」.
・日本老年医学会：フレイルに関する日本老年医学会からのステートメント.
　https://www.jpn-geriat-soc.or.jp/info/topics/pdf/20140513_01_01.pdf

12 | 排泄機能の障害

長嶋洋治

《**目標&ポイント**》
尿を作り，老廃物を排泄する機能を担う泌尿器系（腎，尿路）の主な疾患とそれによって起こる尿排泄機能の障害について学ぶ。
《**キーワード**》 糸球体腎炎，尿路感染症，腎がん，膀胱がん，尿路通過障害，排尿障害，腎不全

1. 腎臓の構造と機能

（1） 泌尿器の構造

　泌尿器系は左右一対の腎臓と尿管，および膀胱と尿道から構成されている（図 12-1）。

　腎臓には循環血の約 25％が流入する。腎はこれをろ過して老廃物を尿に排泄する。腎動脈は腹部大動脈から分枝し，腎臓に入る。腎臓内では葉間動脈，弓状動脈，小葉間動脈を経て，輸入細動脈となり糸球体に入る（図 12-2）。

　糸球体はボーマン嚢に被包される毛細血管係蹄で，血液はここを流れる過程でろ過され，原尿が作られる。糸球体とそれに続く尿細管を併せて腎臓の機能単位と考え，ネフロンと呼ぶ（図 12-3）。糸球体で生成された原尿は近位尿細管，ヘンレ係蹄，遠位尿細管，集合管を経て，濃縮，物質の再吸収を受け，尿となって腎盂に至る（図 12-4）。尿は腎盂から尿管，膀胱，尿道を経て排泄される。

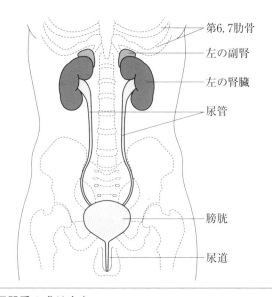

右側に「第6,7肋骨」「左の副腎」「左の腎臓」「尿管」「膀胱」「尿道」のラベルがついている

図 12-1　泌尿器系の成り立ち
(引用文献 1．p535 図 27.1 より転載)

（2）腎臓の機能

　腎は老廃物の排泄，体液と塩の調節，酸塩基平衡維持といった重要な機能を有する。また，血圧の調節に関するレニン，造血因子であるエリスロポエチンを分泌する。ビタミン D の活性化にも重要な役割を有する。ここでは体液の恒常性維持について述べる。

a）水分の調節

　体液は人体の 60％を占め，細胞外液と細胞内液に分けられる。細胞外液は血液の液体成分である血漿と，血管外組織の細胞間に存在する間質液に分けられる。健常な成人男性では細胞外液は体重の 20％，細胞内液は 40％を占める。細胞外液の 25％は血管内，75％は血管外にあり，血漿は体重の 5％，間質液は 15％に相当する。全血液量は体重の 8％（約 1/13）

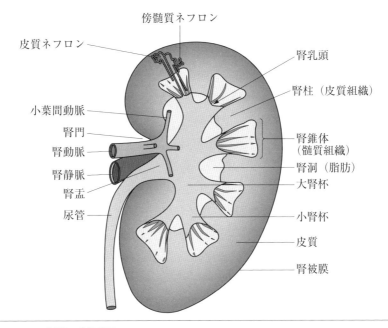

図 12-2　左腎の断面図
(引用文献1.　p536　図 27.2 より転載)

に当たる。水分が体内に豊富に存在することにより，細胞の代謝に必要
な物質の供給，老廃物の除去が行われる。人体の水分量の恒常性は保た
れており，水分は飲水によって摂取され，排尿，不感蒸泄，排便，発汗
によって排泄される。

b）循環血液量と血圧の調節

　体液を構成する水分と電解質は，内分泌系によるホルモンの作用と腎
臓を介しての排泄によって調節されている。脱水で体内水分が減少する
と，血漿量は減少，血圧は低下する。その結果，腎血流量は低下するた
め，尿量は減少する。血液浸透圧の上昇により視床下部の浸透圧受容体

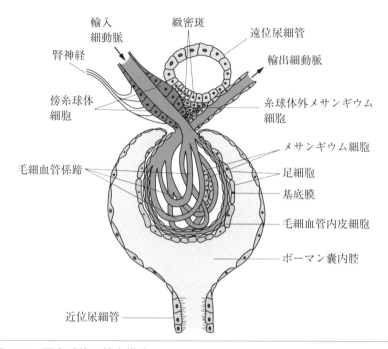

輸入
細動脈

緻密斑

遠位尿細管

腎神経

輸出細動脈

傍糸球体
細胞

糸球体外メサンギウム
細胞

メサンギウム細胞

足細胞

毛細血管係蹄

基底膜

毛細血管内皮細胞

ボーマン嚢内腔

近位尿細管

図 12-3　腎糸球体の基本構造
（引用文献 1. p537 図 27.4 より転載）

が刺激されるため，抗利尿ホルモン（anti-diuretic hormone：ADH）の
分泌が促進される。ADH は遠位尿細管，集合管に作用し，尿からの水分
再吸収を促進する。その結果，尿量はさらに減少し，尿浸透圧は上昇す
る。尿量の減少を通じて，循環血液量は増加し，血圧は上昇する。体内
水分量が回復すると，視床下部の浸透圧受容体はこれを感知し，ADH
分泌を抑制する。これに加えナトリウム代謝は副腎皮質から分泌される
アルドステロン，血圧は腎臓から分泌されるレニンによる調節を受けて
いる。

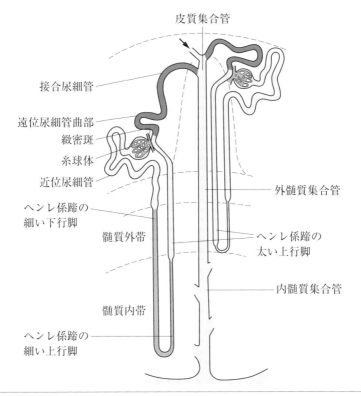

図 12-4　ネフロンの基本構造
(引用文献 1. p537 図 27.3 より改変)

2.　泌尿器の疾患

(1) 糸球体腎炎

　糸球体腎炎の大部分は免疫系の異常により発生する。臨床症状から見た分類を**表 12-1**に示す。

234

表 12-1　糸球体疾患

原発性糸球体疾患	アミロイドーシス
微小変化群	リンパ増殖性疾患に属する糸球体腎炎
巣状分節状糸球体硬化症	Goodpasture 症候群
膜性腎症	顕微鏡的多発性血管炎
急性感染後糸球体腎炎	多発性血管炎を伴う肉芽腫症（Wege-ner 肉芽腫症）
膜性増殖性糸球体腎炎	
IgA 腎症	IgA 血管炎（Henoch-Schönlein 紫斑病）
慢性糸球体腎炎	
	細菌性心内膜炎関連糸球体腎炎
全身性疾患に続発する糸球体腎炎	腎外感染に続発する糸球体腎炎
ループス腎炎（全身性エリテマトーデス）	血栓性微小血管症
	Alport 症候群
糖尿病性腎症	Fabry 病
	糸球体上皮細胞隔膜タンパク異常

(引用文献 2．菱田　明：急性腎不全，下条文武ほか（編）：専門医のための腎臓病学，p140，医学書院，2002 より改変)

a）急性糸球体腎炎

急性糸球体腎炎では細菌などの感染後に生じる免疫応答の異常から糸球体機能が障害される。原因の多くは A 群 β 溶血性連鎖球菌による扁桃，咽頭，上気道感染である。

■症状

血尿，タンパク尿，浮腫，高血圧が見られる。血尿は顕微鏡的，肉眼的いずれの場合もある。発症初期には高度のタンパク尿を認める。尿中へのタンパク喪失のため，血漿浸透圧が低下し，眼瞼，顔面，下腿に浮腫を認める。高血圧も見られ，収縮期血圧が 180 mmHg 程度まで上昇する。

■治療

タンパク尿や血尿は 1〜3 か月で消退し，自然治癒することが多いた

め，治療としては浮腫，高血圧，代謝性アシドーシス，高窒素血症に対する対症療法が主体である。

b）慢性糸球体腎炎

　糸球体に慢性炎症が生じ，長期にわたり腎機能が障害される状態を言う。わが国ではその 30% 程度が IgA 腎症である。本症では糸球体に IgA が沈着し，血尿，タンパク尿をきたす。

■症状

　1 年以上持続するタンパク尿が見られる，血尿，浮腫を合併することもある。

■治療

　ステロイドの投与により，免疫反応を抑制し，進行を抑える。高血圧に対しては降圧治療が行われる。

（2）急性腎不全

　急激に生じた腎機能障害のため，体内の老廃物の排泄や体液平衡の維持ができなくなった状態を言う。原因は多様で，腎前性，腎性，腎後性に分類される（**表 12-2**）。

　腎前性腎不全は，全身性循環血液量の低下から生じる腎への血流低下，腎性腎不全は糸球体，尿細管，血管などの腎内部の組織傷害，腎後性腎不全は尿路（尿管，膀胱，尿道）の閉塞による（尿管は両側ともに閉塞されないと，臨床的に腎不全は現れない）。

■症状

　乏尿（1 日尿量 400 mL 以下）や無尿（1 日尿量 100 mL 以下）となる。水分排泄障害により浮腫，腔水症，うっ血性心不全を認める。体液の電解質異常，酸塩基平衡不均衡から，高カリウム血症，代謝性アシドーシス，低ナトリウム血症が見られる。

236

表 12-2　急性腎不全の原因

腎前性急性腎不全（腎血液量・糸球体血圧の低下）
体液量・循環血漿量の減少：下痢，嘔吐，吐血，出血，熱傷，急性膵炎
心拍出量低下：心筋梗塞，心タンポナーデ
腎内血行動態の変化：敗血症，肝腎症候群
腎性急性腎不全（腎実質障害）
輸入細動脈・糸球体病変：溶血性尿毒症症候群，肝腎症候群，急速進行性糸球体腎炎
急性間質性腎炎：薬剤性（ペニシリン，非ステロイド系抗炎症薬　など），急性腎盂腎炎
狭義の急性腎不全（急性尿細管傷害を伴うもの）
虚血性：出血，ショック，外傷・熱傷後
腎毒性：抗菌薬（アミノグルコシド系抗菌薬など），抗腫瘍薬（シスプラチンなど），重金属（水銀など），造影剤
ミオグロビン尿症（横紋筋融解症）
腎後性急性腎不全（腎盂以降の尿路通過障害）
両側尿管の閉塞：後腹膜線維症，悪性腫瘍の骨盤内浸潤
膀胱・尿道の閉塞：前立腺肥大症，神経因性膀胱

（引用文献 3 より一部改変）

■治療

　原疾患の治療が優先される。腎前性では輸液などによる体液量の補充，腎性では薬剤性であれば原因薬剤投与の中止など，腎後性では尿路通過障害の解除を行う。

（3）慢性腎不全

　腎機能が長期にわたって低下し，最終的に末期腎不全に至り，血液透析や腎移植が必要となる一連の病態を指す。透析導入に至る慢性腎不全の原因疾患は糖尿病性腎症，慢性糸球体腎炎，腎硬化症の順番である。慢性腎不全の病期は糸球体ろ過値（glomerular filtration rate：GFR）で

分類されることが多い。

■症状

　早期では無症状であることが多く，看過されてしまう例もある。高血圧が見られ，末期にはうっ血性心不全，尿毒症性心外膜炎を生じる。尿毒症性物質の貯留による嘔気や嘔吐，腎不全の進行による意識障害が起こる。腎が産生する造血因子エリスロポエチンの低下により貧血が生じる。また，ビタミン D の活性化障害から腎におけるカルシウム再吸収障害が起こる。血中カルシウムを補うため，副甲状腺ホルモン分泌亢進，骨再吸収が起こり，骨量が減少，骨粗鬆症が生じる。

■治療

　糖尿病性腎症や慢性糸球体腎炎といった原因疾患の治療（血糖，血圧のコントロールなど）が行われる。生活指導，食事療法，貧血や骨粗鬆症に対する対症療法も行われる。腎機能障害が進行する場合は血液透析や腎移植が行われる。

（4）尿路感染症

　尿路感染症の主なものは膀胱炎と腎盂腎炎である。いずれも上行性感染によるものが多く，起因菌としては大腸菌が最も多い。

　膀胱炎は女性に多く，性交後に生じることが多い。男性の場合は前立腺肥大症による排尿障害から起こることがある。また糖尿病性神経障害や脊髄損傷による排尿障害時や長期にわたる尿道カテーテル留置時に発生する。主な症状は頻尿，混濁尿，排尿時痛である。尿培養から起因菌を同定し，適した抗菌薬の投与を行う。原因菌の大部分は大腸菌である。

　腎盂腎炎は尿路感染が膀胱からさらに上行し，腎盂に達したものである。膀胱炎の症状に加え，発熱などの全身症状，肋骨角の叩打痛が見られる。

（5）腎がん[2]

　腎に発生するがんの主なものは腎細胞がんと腎盂がんである。腎細胞がんは尿細管上皮から発生するとされ，男女比は2〜3：1で，60〜70歳代に好発する。腎細胞がんは膨張性または浸潤性増殖し，肺，骨，肝への転移をきたす。古典的3主徴として血尿，腹部腫瘤，背部痛があるが，最近は無症状のうちに検診時の腹部超音波検査などで発見される小径症例が増加している。他に，発熱，関節痛などの全身症状が見られることがある。組織学的には淡明細胞型腎細胞がんが多い（図12-5）。治療には外科的切除の他，免疫療法や分子標的療法が行われる。

　腎盂がんは腎盂粘膜上皮から発生し，組織学的には尿路上皮がんが多い（図12-6）。後述する膀胱癌と共通点が多い。

（6）膀胱がん[2]

　膀胱粘膜上皮から発生し，組織学的には大部分が腎盂がんと同様，尿

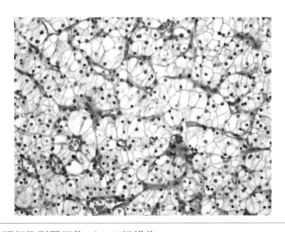

図12-5　淡明細胞型腎細胞がんの組織像

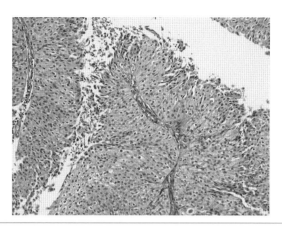

図 12-6　腎盂尿路上皮がんの組織像

路上皮がんである。男性に多く，喫煙や化学物質への曝露が危険因子である。初発症状は血尿で，診断には尿細胞診が有用である。放置すれば膀胱壁深部から骨盤臓器に浸潤する。尿道起始部のある膀胱三角部付近に発生した場合は尿閉をきたす。転移は肺や骨盤内所属リンパ節に見られる。治療としては経尿道的膀胱腫瘍切除術（transurethral resection of the bladder tumor：TUR-BT）が行われるが，進行例には温熱放射線療法や Bacillus Calmette-Guerin（BCG）療法を併用した膀胱全摘術が行われる。

（7）尿路通過障害

　尿路は腎盂から始まり，尿管，膀胱を経て尿道に至る。男性には膀胱頸部を取り巻くように前立腺がある。いずれかの部分で尿の流れが障害されるのが尿路通過障害である。その結果，腎盂，腎杯に尿が貯留し，拡張した状態を水腎症という。原因には腎盂がん，尿管がん，膀胱がん，

前立腺がんなどの腫瘍，尿路結石，尿路腫瘍以外の腹部腫瘤などがある。尿路傷害が短期間であれば，原因の除去によって，腎機能は回復する。通過障害が長期にわたれば，腎機能は廃絶する。

■症状

無症状のものから激しい疼痛をきたすものまでさまざまである。水腎症の疼痛は腎盂内圧の上昇によるもので，発症が急激であれば，激しい疼痛，発症が緩徐であれば側腹部や背部の鈍痛を自覚する。

■治療

原因疾患の治療と腎機能改善のための治療を行う。一時的に腎瘻造設や尿路へのカテーテル留置が行われることもある。腎瘻とは腰背部皮膚から直接，拡張した腎盂にカテーテルを挿入し，尿を体外に導く経路である。いずれも尿量のチェック，カテーテルの閉塞，自然抜去，感染など合併症への注意を要する。

(8) 尿失禁

尿が不随意に漏れることを尿失禁と言う。多くは膀胱の蓄尿障害が原因だが，排泄障害が原因のこともある。尿路の異常で起こるが，それ以外の原因で起こる一過性尿失禁もある。

理学的療法：①時間的排尿誘導（2～4時間間隔でトイレに誘導），②膀胱訓練（尿意があっても排尿を我慢する訓練，女性の切迫性尿失禁に有効），③骨盤底筋訓練（骨盤底筋を認識できる体位で，肛門や尿道を強く締める訓練を毎日行う）。

薬物療法：陰部神経の興奮によって尿道括約筋の収縮を促す。

生活指導：禁煙，カフェイン摂取制限，減塩，便秘の改善，トイレ環境の改善など。

引用文献

1) 岡野栄之他（監訳）：オックスフォード生理学（原書 4 版），p 389，丸善，2016
   HUMAN PHYSIOLOGY, 3rd edition, G. Pocock et al, 2006
   Reproduced with permission of the Licensor through PLSclear.
   Arranged through Japan UNI Agency, Inc., Tokyo
2) 菱田　明：急性腎不全，下条文武ほか（編）：専門医のための腎臓病学，p140，
   医学書院，2002
3) Kumar V et al：Robbins Basic Pathology 10th ed, Elsevier, Philadelphia, 2017
   Reprinted from ROBBINS BASIC PATHOLOGY, 10th edition, Kumar, Abbas,
   Aster, Copyright（2017），with permission from Elsevier.
   Arranged through Japan UNI Agency, Inc., Tokyo

参考文献

・青笹克之（総編集），加藤光保，菅野祐幸（編）：解明病理学—病気のメカニズムを
　解く　第 3 版，医歯薬出版，2017

13 | 内部環境調節機能の障害

山内豊明

《**目標＆ポイント**》
人体の内的環境は，微妙な変化を伴いながら維持されている。この変化はさまざまなメカニズムによってコントロールされている。この「恒常性の維持」を司る内分泌機能と自律神経機能の仕組みとその障害について学ぶ。
《**キーワード**》 ホルモン，フィードバック機構，下垂体，甲状腺，副腎

1. 内部環境調節機能

　内部環境調節機能は，私たちが自分自身のからだを整えるさまざまな仕組みのことであり，ホルモンによる液性調節と神経性調節の2系統に大別される。神経による調節とは，とても素早く，たとえるならば電話で用事を伝えるようなものである。一方，ホルモンの調節はゆっくりで，手紙で用件を伝えるようなものである。いずれにしろ，ある目的を持って情報を伝えることでからだ全体を整える仕組みというものが内部環境調節である。

2. ホルモン

（1）ホルモンとは

　ホルモンは小さなタンパク質やアミノ酸から成る化学物質であり，ある所から別の所へ移動することにより情報を伝える。本項ではまず，本来ホルモンがどのような働きをし，その仕組みがどのように整えられて

いるかを概観し，その後，その働きを乱す原因やメカニズムについて学ぶ。

（2）ホルモンのフィードバック機構（図13-1）

　ホルモンはある所から出て行って，目的とする所へ到達し，その到達した所に働きかける仕組みである。到達することだけでよいならば，信号は一方向性に届くだけで十分ということになり，信号が届いたのかとか，もっと多くの信号が必要なのか，あるいは信号がもう十分なのかということを発信元に戻す仕組みがない。したがって，信号を出すだけではなく，その信号がどのように伝わったかを，信号を発した大元に伝え戻す仕組みが必要となる。その仕組みをフィードバック機構という。信号がもう十分ならば，もうこれ以上は不要であるという信号を返すことが抑制，すなわち負のフィードバックである。反対に，もっと信号が必

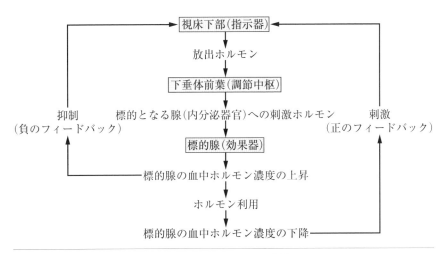

図 13-1　ホルモン分泌に関するフィードバック機構

要なので，まだまだ信号がほしいということを伝え返すことを正のフィードバックという。

　ホルモンで情報伝達できるためには，いったん働き始めたらいつまでも働きっぱなしであるということにならないようにする仕掛けが欠かせない。そのためには負のフィードバック機構がきちんと働くことが必要なのである。

（3）内分泌疾患の現れ方

　一般に内分泌疾患は異常の進行がきわめてゆっくりであり，患者本人も気がつかないうちにすでに変化が起こっていることもある。

　症状としては，体型の変化，皮膚の変化，骨の変形など，場合によっては外見上にも特徴的なものとして現れることもある。そのような場合は，一目見ただけで「これは内分泌，ホルモンの病気ではないか」と気がつくこともある。

　しかしその反対に，外見上の特徴的変化があまりはっきりしないこともあり，そのような場合には，血液データ等を調べてようやく判明するということもあるので注意が必要である。

（4）内分泌機能の異常

　内分泌機能は，働きすぎても困るし，働きが足りなくても困る。ちょうどよい程度に働いている必要がある。機能の異常には「普通よりもその内分泌の働きが高まっている場合」と，逆に「普通よりもその内分泌の働きが足りない場合」とがある。

　高まっている場合を機能亢進と言い，その主な原因には，内分泌の働きを担当するホルモン自体が非常に多く分泌されている場合，あるいは本来は産生するような部位ではない所でホルモンが作られている場合な

どがある。

　一方で普通よりも働きが弱まっている場合を機能低下と言い，その原因としては，ホルモンの分泌量自体が少なくなっている場合，あるいは全く欠損しているような場合などがある。他の原因としては，ホルモンは適切に分泌されているが，ホルモンの信号を受け取る受容体や，受け取った信号を表すメカニズムでの反応が弱まっていることなどがある。これらは原因としては別ではあるが，結果として同じ症候として現れることになる。

（5）内分泌器官
a）下垂体
■構造と機能

　下垂体は脳底にある小さな豆粒のような臓器であるが，よく見ると前と後ろとに分かれている。それぞれの部位で特有のホルモンが分泌される。

　下垂体の前の部分を下垂体前葉と呼び，そこからは他のホルモン分泌臓器を刺激する働きを持つホルモンが分泌される。副腎という内分泌器官からのホルモン分泌を増加させるように刺激するホルモン，甲状腺からのホルモン分泌を増加させるように働くホルモン，あるいは生殖に関係ある性腺を刺激するホルモンが分泌される。そのほかに，細胞が成長したり増殖したりするのに不可欠なホルモンである成長ホルモン，乳汁分泌に必要なホルモンであるプロラクチンが下垂体前葉から分泌される。

　下垂体後葉からは，抗利尿ホルモン（anti-diuretic hormone：ADH）という体内の水分保持に働くホルモンと，分娩時の子宮の収縮や産後の乳汁の分泌を刺激するようなホルモン（オキシトシン）の2つのホルモ

ンが分泌される。

■成長ホルモン

①分泌過剰

　下垂体のホルモンのなかの成長ホルモンが過剰に分泌された場合には，必要以上にからだが大きくなろうとする。まだ年齢が若くて成長板が閉鎖する前の時期ならば，骨がどんどん長くなっていくことでからだ全体が大きくなる（巨人症）。一方で年齢的に骨の長さはもうこれ以上伸びないという状況で成長ホルモンの過剰分泌が生じた場合には，骨の長さは伸びず骨自体が膨らみ，特に手足の先などが大きくなり，先端肥大症，あるいは末端肥大症と呼ばれる病態となる。

　成長ホルモンが過剰分泌される場合は，下垂体自体から普通よりも多く分泌されていることがほとんどであり，その原因としては腫瘍の存在であるが，この場合の腫瘍はそのほとんどが良性のものであり，同じ腫瘍と言っても無秩序に増殖する，いわゆるがんではないことがほとんどである。

②成長ホルモン分泌過剰の症候

　末端肥大症の症候としては，手足が大きくなり，顔も大きくなる。具体的にはおでこが突き出たり，鼻が大きくなり，舌も大きくなる。

　また末端肥大症となる原因を考えると，多くの場合，下垂体自体に腫瘍があり，そこから分泌されるホルモンが過剰であることによるので，普通よりも下垂体自体が大きくなっている。この下垂体の腫大そのものによって起こる症状などもある。具体的には，それなりの大きさを持つものが頭のなかである容積を占拠しているために頭痛が生じたり，腫大した下垂体がその直上にある視神経を圧迫するために視野で見えにくい場所を生じる，いわゆる視野欠損という症候が現れることもある。

■プロラクチン

①乳汁漏出症

本来乳汁は授乳をする時期にのみ分泌されるように人間のからだの仕組みが整えられている。しかし，授乳が必要でない状態でも乳汁が出てしまう状態を乳汁漏出症という。これにはさまざまな原因があるが，下垂体前葉から分泌される乳汁分泌を刺激するプロラクチンというホルモンの分泌過剰によるものがほとんどである。

②プロラクチンの過剰分泌の原因

プロラクチン分泌過剰の原因のほとんどはプロラクチン産生腫瘍（プロラクチノーマ）の存在である。これも末端肥大症の主な原因である下垂体腫瘍と同様に，基本的にはがん化するようなものではない。プロラクチンの過剰分泌により乳汁が分泌されるが，そのような状態は正常なからだの仕組みからすると「今は次の妊娠をする必要がない」とみなされるので，月経がなかったり，男性においては性欲低下やインポテンスのような症候が見られる。またプロラクチノーマという腫瘍ができることによって，頭蓋内に場所占拠性病変（space occupying lesion）があることになり，そのための頭痛，嘔気，嘔吐，あるいは腫瘍自体による視神経への圧迫が原因の視野障害を起こすこともある。

■抗利尿ホルモン

①尿崩症

尿崩症とは，下垂体後葉から分泌される抗利尿ホルモン（ADH）が不足，あるいは欠損することにより，からだに水分を貯留することができにくくなり，異常なほど多量の尿産生をきたす病気である。本来，人間は1日1.5〜2L程度の尿を産生するが，それが3〜5L，場合によっては10Lという，とてつもない量の尿を出すことになる。そのため喉が乾き，水を飲まなければ産生される尿に体内の水分が追いつかないので，

たくさんの水を飲むことになる。

　②尿崩症の診断

　まずは尿量と尿比重を調べる。本来ある程度の濃さを持った尿が産生されているはずであるが，尿崩症では次々に尿が産生されるので非常に薄い尿となる。尿崩症の原因は抗利尿ホルモン（ADH）の不足であるため，ADH 負荷試験を行い抗利尿ホルモンを加えたときの反応によって診断する。また単なる水分の過剰摂取による反応かどうかを鑑別するためには，飲水制限をしたうえでの尿産生を検討する。

　③尿崩症の治療

　抗利尿ホルモンの不足によるものならば，抗利尿ホルモンに替わるものを投与することでこの病気に対処することになる。

b）甲状腺

■甲状腺機能

　甲状腺からはチロキシン（T_4）とトリヨードチロニン（T_3）と呼ばれるホルモンが分泌される。甲状腺は正常な成長や発育に不可欠なものであり，甲状腺ホルモンが細胞のなかに直接入ることによって，タンパク質の合成や代謝そのものを高める。

■甲状腺疾患の分類

　①機能別

　甲状腺の機能がいつもより高まっている場合，すなわち機能亢進症と，その反対に甲状腺の機能が弱まっている機能低下症とがある。機能亢進症の多くはバセドウ病であり，機能低下症の原因には，元々，甲状腺からのホルモンが少なく作られている場合，あるいは甲状腺自体に何らかの治療・介入がなされ，その結果として甲状腺の機能が低下した場合などがある。

②原因別

　一方で，なぜ甲状腺の疾患が起こるのかという原因別による分類としては，甲状腺に何らかの炎症が起きている場合や，腫瘍ができているような場合がある。炎症が起こっている場合には，慢性甲状腺炎，亜急性甲状腺炎，急性甲状腺炎という3つの病態が知られているが，これらは実は元々違う病気である。甲状腺での炎症反応の進行速度がたまたまゆっくりなのか，速いのかということによる区分ではないことに注意する必要がある。

　急性甲状腺炎の原因は主に細菌感染であり，亜急性甲状腺炎はウイルスの感染などであると言われている。一方で慢性甲状腺炎は，またの名を橋本病と言い，自分の免疫機能が誤って自分自身の甲状腺を痛めてしまう，いわゆる自己免疫疾患の1つである。

　一方，甲状腺に何らかのでき物ができてくるような場合には，良性の腫瘍である腺腫と，悪性腫瘍である甲状腺がんがある。なお甲状腺腫があっても甲状腺ホルモンの分泌に影響がなければ機能としては正常である。ホルモンがたくさん出ているときには機能亢進になり，枯渇すれば機能低下になる。

■甲状腺機能亢進症

①バセドウ病

　甲状腺機能亢進症とは，普通よりも甲状腺の機能が高まっている状態であり，実際のところその大部分はバセドウ病と言われる病気である。

　バセドウ病は甲状腺ホルモンの分泌過剰をきたす自己免疫疾患と言われる。甲状腺刺激ホルモン（thyroid stimulating hormone：TSH）は甲状腺ホルモンを出しなさいという信号を発しているが，そのホルモンを受け取る所（受容体：レセプター）に対して自己抗体ができてしまう病気がバセドウ病の本態である。したがって実際に甲状腺ホルモンを出しな

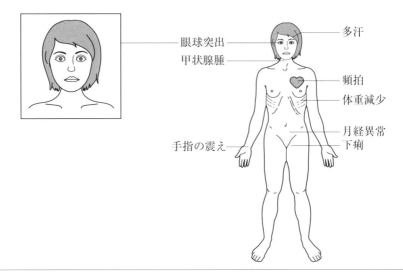

図 13-2　バセドウ病の徴候

さいという信号が届いているわけではないが，信号を受け取る所が常に
自己抗体によって刺激されるので，甲状腺としては「甲状腺ホルモンを
出さなければいけないのだな」として一所懸命甲状腺ホルモンを出そう
とするのである。

　なお，このバセドウ病は比較的若い，特に女性に多くみられる病気で
もある（図 13-2）。

　②バセドウ病の症状

　バセドウ病というと，よく眼がぎょろっと飛び出ているように見える
（眼球突出）と言われるが，それ以外にもいくつかの症状がある。

　そもそも甲状腺ホルモンはからだの代謝を高め活性化するホルモンで
ある。甲状腺ホルモンが過剰に分泌されると，いつもよりも少しからだ
が熱っぽく，ほてっているような感じになり，汗をかきやすくなる。ま

たからだの代謝が高まるので脈が少し速くなる。また一所懸命食べても
それをどんどん熱に変換していくので，体重はむしろ減っていく。から
だは非常に緊張ないしは興奮している状況になり，手などもじっとさせ
ていることができず，手先が常に震え続けている。

　眼球は眼窩という窪みのなかに埋まっている。眼窩での眼球の後ろの
部分には脂肪がクッションのように詰まっている。そのクッションが膨
らむと眼球を内側から外側へ突き出すような形になるため，バセドウ病
患者はぎょろっとした眼付きをしているように見える。

　甲状腺自体にとっては一所懸命ホルモンを出せという信号が多く届い
たのと同じ状況なので，それに応えるために甲状腺自体は大きく膨らむ。
そのような場合は患者の喉を触ると甲状腺が腫れているのがわかる。

　③バセドウ病の診断

　このような身体に現れる特徴的な所見から，バセドウ病を確実に診断
するために，いくつかの検査がある。結局は甲状腺のホルモンがたくさ
ん出ていることによる病態であるので，ホルモン分泌自体の検査として
T_3，T_4自体の濃度を調べる。さらに T_3，T_4 が多く分泌されていれば，ホ
ルモン濃度はもう十分であるということから負のフィードバック機構が
働くはずである。そのため甲状腺を刺激するホルモン濃度はむしろ低値
になる。つまり，からだとしては「もう甲状腺ホルモンは十分あるから
そんなに出さなくてよい」ということで，甲状腺刺激ホルモンはむしろ
低値になる。

　またバセドウ病は甲状腺刺激ホルモンを受け取る部位（ホルモン受容
体）に対しての自己抗体ができ，そのためにいつも刺激があることにな
り，その結果ホルモンがどんどん出てしまうことが病気の本態である。
つまり，その受容体自体に対する抗体が認められるものである。さらに
自己免疫疾患であるので，各種の自己免疫疾患を示唆する所見なども認

めEられE。

④甲状腺機能亢進症状への対応

大きく分けて甲状腺自体の働きを弱める対処と，甲状腺機能亢進症に付随して出てくる症状をコントロールする治療がある。

前者には，甲状腺ホルモンを作る段階を阻害する薬剤である抗甲状腺剤が有効である。後者には，甲状腺のホルモンが多いときに起こってくる，さまざまな症状に対応するためにβブロッカーを用いる。βブロッカーを使うことによって手の震えや頻脈をコントロールすることができる。ただし，多くの場合，根本治療である抗甲状腺剤投与と並行して行う。

ヨードは甲状腺ホルモンに欠かせない成分であるが，放射性を持ったヨードを取り込むことによって，それが最終的に甲状腺に集まって甲状腺自体を放射能でいため甲状腺機能を弱めるという目的で放射性ヨード剤を用いる場合もある。これは比較的年齢層の高い患者に行われる治療法である。

なかなか甲状腺ホルモン濃度が下がらないような場合には，甲状腺自体を少し切除するなどの手術的な療法もある。ただ，この病気自体は比較的若い年齢の人に多く，それも若い女性に多いので，首に手術の跡が残ることも考慮したうえで治療法を選択する必要がある。

■甲状腺機能低下症

①甲状腺機能の低下

甲状腺の機能が低下している場合には甲状腺機能亢進の逆を考えればよい。全体として非常にゆっくり活動しているように見え，外見上，とても反応が鈍く無気力に見えたり，ぱっと何かを思い出すのが少し鈍くなったりしたように映る。また，脈はゆっくりとなる。甲状腺機能が亢進しているときには体温が高くなって汗ばむが，甲状腺機能低下症では

その逆となり，体温が低めになり非常に寒がりになる。全身的にもぼてっとした感じの体型と映る。

　甲状腺機能低下症は実はとても多い病気である。ただ，甲状腺機能低下症には，他の病気と異なる特徴的な所見があまりないので，甲状腺機能低下症の可能性を念頭に置いておかないと，上述のような症状があっても甲状腺機能低下症と結びつけることが難しいことがある。

　たとえば，少し歳をとったために全体的に活動がゆっくりになっているのではないかとか，少し動きが鈍いのはからだが太ったためではないかなどと考えられがちであり，ホルモンの病気であることに気づかれずに見過ごされてしまう可能性も高い。

　しかし，ひとたびこれがホルモンの病気であることが判明し，足りないホルモンを補うという適切な治療をすると，上述のような症状が劇的に改善する。したがって，何気なく見ていることのなかで，その一見わかりづらい内分泌の病気があるのではないかということを頭の片隅に置いておくことが鍵になる。

c）副腎

■副腎の機能

　副腎はその名前のとおり腎臓の上にちょこっと乗っかっているような形をした小さな臓器である。臓器自体はとても小さいが，そこから出てくるホルモンはからだ全体に作用する。

　表13-1に副腎で産生されるホルモンを示す。副腎は外側の「皮質」と内側の「髄質」という部分に分かれる。とても小さな臓器ではあるがその働きは複雑でバラエティに富んでいる。

　副腎皮質からは，たとえば糖質コルチコイド，コルチゾールという，主にステロイドホルモンの類が産生される。また鉱質コルチコイド，またはミネラルコルチコイドというホルモンも産生される。アンドロゲン

表 13-1　副腎ホルモン

副腎皮質
　糖質コルチコイド（コルチゾールなど）
　鉱質コルチコイド（アルドステロン）
　性ステロイドホルモン（アンドロゲン）
副腎髄質
　カテコールアミン
　・エピネフリン（アドレナリン）
　・ノルエピネフリン（ノルアドレナリン）

という性に関係するステロイドホルモンなども副腎皮質から分泌される。

　内側の副腎髄質からは，カテコールアミンという類のホルモンが産生され，そのなかにはエピネフリン（アドレナリンともいう）やノルエピネフリン（ノルアドレナリンともいう）がある。これらは自律神経に作用するホルモンであり，内部環境は神経あるいはホルモンでコントロールされているわけであるが，このようにして，ホルモンと神経という一見別の系が連携し情報の伝達がなされることの例でもある。

■クッシング症候群

①原因

　クッシング症候群は，副腎皮質の糖質コルチコイドが慢性的に分泌過剰になっていることによる一連の症状や徴候を現す病態である。その原因はいろいろあるが，副腎皮質刺激ホルモン（adrenocorticotropic hormone：ACTH：下垂体前葉ホルモンの1つ）を過剰に分泌する腫瘍ができたために普通よりもたくさんの ACTH が出ている状況，すなわち常に副腎皮質にホルモンを出せという信号が届いている場合をクッシング症候群のなかでも特にクッシング病と呼ぶ。

　同じ ACTH でも，本来の産生部位である下垂体以外で産生されている場合は異所性 ACTH 産生症候群と言う。たとえば肺の小細胞がんなどは疾患としてはがんであるが，さらにその小細胞がんから ACTH を分泌する機能がある場合，本来ならば下垂体からしか産生されない ACTH が他の所で産生され副腎に作用することになる。副腎にとっては下垂体から産生されようが，がん細胞から産生されようが，ACTH は ACTH であり区別はつかないため，一所懸命副腎皮質でホルモンを産生させることになる。

　もう 1 つは，副腎皮質自体が何らかの理由でホルモンを勝手にたくさん作ってしまう場合もある。その理由としては，がんの場合もあれば，がんではないが普通以上に本来の細胞が多く存在するような状況（過形成）であったりする。

　いずれにしろ，上記は結果としては本来必要とされている以上に副腎皮質のコルチコイドが分泌されている状態であり，このことをクッシング症候群と総称する。

　②クッシング症候群の症候

　ステロイドホルモンが過剰産生されるので，ステロイドホルモンの働きとして現れる症候としては次のようなものがある。たとえば，からだが少し太くなって，それも手足ではなくからだの中心や肩とか首の後ろというからだの真ん中のほうが膨らんで太ってくる中心性肥満や，顔もぷっくりと丸くなるので，いわゆる moon face（満月様顔貌）も認められる。からだの中心部が太ってくるのでぷっくりとお腹が丸くなり（手足は比較的そのままで），ぐうっと膨れたお腹のために皮が引っ張られてしまう。引っ張られた部分には筋（すじ）ができる。これを皮膚線条という。同じ皮膚線条でも，たとえば妊娠時では，やはりお腹が大きくなるが，そのときの皮膚線条は色が白く，白い筋（すじ）として見えるの

表 13-2　クッシング症候群の治療

クッシング病	下垂体腺腫摘出（Hardy 手術） 薬物療法と放射線療法の併用
異所性 ACTH 産生腫瘍	原疾患の外科的治療 切除不能例では薬物療法
副腎腺腫・癌	患側副腎の全摘 術後 1〜2 年コルチコイドの補充 摘除不能例では薬物
感染予防	

に対して，クッシング症候群では皮膚は引っ張られるが，血流も多いため引っ張られた部分は赤い筋（すじ）になって見える。

　またステロイドホルモンは血糖を上げようとする働きも持つので血糖値が高くなる。ステロイドホルモンは，炎症を抑えるためにプラスに働くこともあるが，それと同時に免疫反応を抑えるという働きもある。そうなると，本来はからだの外から来る外敵（病原菌など）に対して自己を守る働きが免疫であるが，その機能を少し抑えているために正常のときよりも感染しやすくなる。

　③クッシング症候群への対処（**表13-2**）

　クッシング病は下垂体で必要以上に ACTH を産生する腫瘍ができている状態なので，その腫瘍を取るというのが一番直接的な方法である。下垂体は脳の一番底にあり，頭の天辺のほうからすると頭蓋骨の一番奥底にあることになる。手術的なアプローチとしては奥であり難しいようにみえるが，発想を変えると，脳の天辺からみて一番奥ということは，底からみたら一番手前にあることになる。したがって上顎からアプローチをしていき頭蓋底の骨を除くと目の前に下垂体が現れる。そのようなアプローチによって下垂体腫瘍を摘出するという Hardy の手術がしば

しば行われる。脳外科の手術でありながら，頭の毛を剃ったりすることなく，口の中の手術痕だけという特徴を持つ手術である。場合によっては，この手術に薬物療法や放射線療法を併用することもある。

　本来産生しない所で ACTH が産生されるために起こるクッシング症候群の場合は，その本来は存在しないものを取り除くというのが一番の原則であるが，くるっとくり抜けない場合や手術的にアプローチができないような場合には薬物療法を行うこともある。

　上記の2つは副腎皮質にホルモンを出せという信号を作る所が原因であったが，それらにはかかわらず副腎自体でホルモンを過剰産生している場合には，副腎を少し除く必要がある。過剰産生が片側で行われているならば，そちらの副腎を全部取ってしまうことが一番直接的な方法である。ただ両側性の場合には，両側を切除するわけにもいかず薬物で対処することもある。

　上記は副腎皮質ホルモン自体の過剰産生をどうやって抑えるかということであるが，そのほかに，ステロイドホルモンが多く出ることによる結果として，免疫機能が抑制され感染しやすくなることも予測され，それに対する予防なども大事になってくる。

■**副腎皮質の不全**

①副腎皮質不全症

　これまでは副腎の働きが高まっている場合を考えたが，内分泌の病気は機能が高まることによるものもあれば，その逆に機能が弱まるということもある。その機能低下が副腎皮質に現れた場合を副腎皮質不全と言う。副腎皮質の機能低下はいつの間にか徐々に起こっていて，なかなか気がつかないことが多い。

　同じ副腎皮質不全でも，感染によるもの，それも今日では少なくなっているが，結核の後遺症として副腎皮質不全が起こることもある。副腎

皮質不全の原因として最も多い，アジソン病と言われる慢性の特発性の副腎皮質萎縮は，副腎皮質に対する自己免疫が原因であることがほとんどである。

一方，急性発症する副腎皮質不全というのもある。たとえば，重症の感染症や外傷などによって副腎自体が出血することにより障害された場合や，潜伏性で慢性化した副腎の機能不全が急に症状を悪化させるような場合（副腎クリーゼ）もある。副腎クリーゼには適切に対処しないと生死に直結するので，正しい理解と対応が不可欠である。

②アジソン病

慢性の副腎機能低下症，すなわちアジソン病では色素沈着が特徴的である。なんとなく浅黒いような感じに映る。副腎機能が低下すると副腎から出てくるホルモンが不足し，足りない副腎からのホルモンの分泌を促すべく ACTH をたくさん出すように正のフィードバックが作用する。つまりアジソン病では，実は ACTH が増えているが，ACTH は皮膚の色素沈着を促す作用もあるため，頬などを中心としたからだの全体に色黒い色素沈着を認めることになる。

③副腎クリーゼ

その本態は，副腎に急激な破壊などが起こりホルモンが急激に減少することに起因する。ホルモンは「必要なときだけ分泌し，そうでないときは全く分泌していない」というものではない。常にある程度の量が持続的に分泌されているものである。必要に応じてその分泌量を調整しているが，全く分泌されないと，血中のコルチゾールなどがなくなることになる。するとコルチゾールの作用，たとえば肝臓中のグルコースを血液中の糖に変えて血糖を維持する働きが停止して低血糖になり，胃のなかの消化酵素が少なくなることから，胃が荒れて下痢や嘔吐をきたす。また，アルドステロンが欠けるため，ナトリウムや水分を失ってしまい，

不整脈が現れたり，また血液の量が減ってしまうことで，血圧が下がってショックをきたす。このようなことがほぼ同時に起こってしまうと，からだとしてはどう対処してよいか，なかなか対処が追いつかずに昏睡，あるいはそのまま死を迎えるという，とても大変なことに結びつく。

④副腎皮質不全への対処

副腎皮質不全ではホルモンが欠けているので，まずは不足を補うことが原則である。さらに副腎クリーゼには素早い対応が必要となる。その場合は足りないホルモンを急速に補うだけでなく，水分を失っている状態，すなわち脱水への対処，血圧低下にはドーパミンなどを投与することにより，とにかく生命を維持することが最優先課題になる。また塩分などが失われることになるので，適宜食塩などで補うことも必要となる。

からだの内部環境はいかに微妙にコントロールされているかということを学習し，それが乱れたときにどのようにして環境不全の症状が現れるか，そしてそれに対して，どのような対処をしたらよいかについてまとめた。

内部環境というものは，正常に維持されていることが当たり前のことであるので，その働きが失われたり変調をきたしたときにはじめてその機能そのものに気がつくことも多い。また，これはという特徴的な所見や変化がないものもある。したがって，たとえば，ぼうっとしているとか，反応が鈍いとか，一見するとしばしばありそうなことでも，もしかしたらホルモンが絡んでいる病態ではないかということが頭に思い浮かぶこと自体がポイントとなってくる。

14 | 運動機能の障害

長嶋洋治

《**目標＆ポイント**》
姿勢を保ち，運動機能を担う骨，関節，筋肉，神経筋接合部の主な疾患，活動
や行動の制限によって起こる運動機能の障害について学ぶ。
《**キーワード**》　骨折，骨粗鬆症，変形性関節症，腰痛症，筋ジストロフィー，
重症筋無力症，廃用症候群

　骨，関節，筋肉などヒトの体の動きを担い，自立と目的とする動作を
可能にするものを運動器と言う。本章では運動器の疾患について学ぶ。

1. 正常構造と機能

（1）骨の正常構造と機能

　骨はコラーゲンと骨塩を主な成分とする特殊な組織である。成人では
骨格を構成する骨は 10〜12 kg と，組織中最も大きな容積を占める。主
な役割としては，①身体の構造を支持，保護し，筋肉，腱，靭帯の付着
部となる，②骨格筋が作用するための支柱となり関節による運動を可能
にする，③カルシウム，リン酸の貯蔵庫として機能し電解質の恒常性を
維持する，④骨髄で造血を行う，といったことがあげられる。骨は骨膜，
皮質骨（緻密骨），海綿骨，血管・神経系，関節などから構成される。
　骨は骨膜に包まれる。骨膜は神経と血管を有し，骨芽細胞に分化する
細胞を含み，骨への栄養供給や骨折修復に関与する（**図 14-1**）。皮質骨
（緻密骨）は全骨量の 80％を占め，栄養血管を入れたハバース管を同心

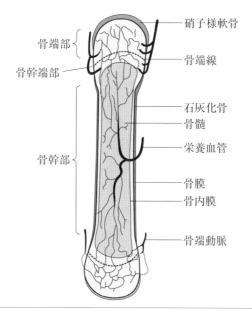

骨端部 ⎰
骨幹端部

硝子様軟骨

骨端線

石灰化骨
骨髄

栄養血管

骨膜
骨内膜

骨端動脈

骨幹部 ⎰

図 14-1　典型的な長管骨の構成要素
(引用文献 1. p779 図 36.4 より転載)

円状に囲む層状骨組織（骨層板）から成る（**図 14-2**）。皮質骨は縦方向に
配列した骨単位から構成されているため，縦方向の圧迫には強いが，骨
軸のねじれには弱いとされる。
　骨の細胞には 3 種類ある。有機基質を合成分泌する骨芽細胞，骨基質
中に存在する骨細胞，骨格の成長，再構成の過程で古い骨組織を再吸収
する破骨細胞である。

（2）関節の構造と機能

　関節は動きの有無により可動関節と不動関節に分類される。前者は骨，
関節軟骨，関節包，靭帯などから構成される。関節包は 2 つの骨を包み，

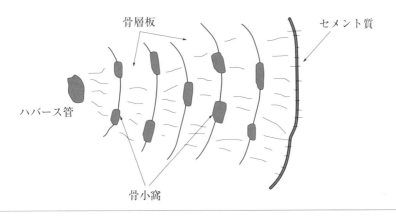

図 14-2　緻密骨の構造
（引用文献 1．p780 図 36.5 を改変）

内側に滑膜，外側に靭帯となる組織を有する。関節包の外には腱が付着し，骨と筋肉を結ぶ。その結果，筋の収縮によって関節の運動が生じる。関節軟骨は水分とコラーゲン，プロテオグリカンから成り，軟骨に弾性，潤滑性を与えている。

　滑膜は関節包の内側を覆う薄い結合組織で，関節液の組成を調節する。関節液はヒアルロン酸などの糖タンパクに富むが，滑膜は血漿からこれらをろ過している。

　可動関節の動きには屈曲・伸展，外転・内転，外旋・内旋，回外・回内などがある。

2.　骨折

　骨折は骨で最もよく見られる病的状態である。既存の病変が存在する部位［骨嚢胞，悪性腫瘍，副甲状腺ホルモン（parathyroid hormone：PTH）産生による骨再吸収亢進など］に骨折が生じたものを病的骨折と言う。

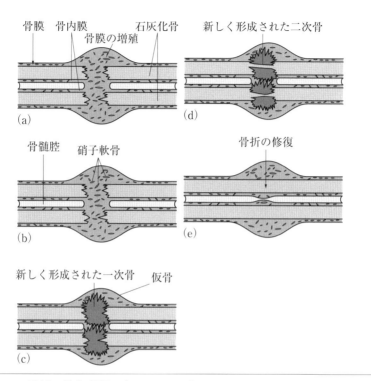

骨膜　骨内膜　　石灰化骨
骨膜の増殖
新しく形成された二次骨
(a)

骨髄腔　　硝子軟骨
(b)

新しく形成された一次骨　　仮骨
(c)

(d)

骨折の修復
(e)

図 14-3　骨折の修復過程の主要ステップ
（引用文献 1．p786　BOX 36 より転載）

疲労骨折は長期にわたる骨への過重負担から生じた微細な骨折の蓄積による。

　いずれの場合も修復過程は共通している（**図 14-3**）。

・骨折により血管が破綻する。凝血はフィブリンを形成し，炎症細胞，線維芽細胞，内皮細胞を誘引する。血小板や炎症細胞はサイトカインを分泌し，骨前駆細胞を活性化し，1 週間以内には新しい基質の産生を始める（**図 14-3　a, b**）。

・骨膜や髄腔に存在する骨前駆細胞は新しい骨形成部位に沈着し，間葉
　細胞を活性化して，軟骨合成性の軟骨細胞に分化する。

　単純骨折の場合，修復過程は2〜3週間でピークに達する。新たに形成
された軟骨は内軟骨骨化の核となり，骨端成長板での骨形成を再現する。
ここから隣接する骨組織へ骨皮質や梁状骨が連続する。骨化に伴い断裂
した部分が化骨によって連続する（図14-3 c）。

・仮骨形成初期には過剰な線維，軟骨，骨組織が形成されるが，かかる
　荷重により適正な骨形成が起こる。この過程で骨が復元される。合併
　症のない小児や若年成人であれば骨折は適正に修復される。高齢者や
　骨粗鬆症を有する人の骨折には整形外科的な介入が必要である。
　以下のように適正な修復を阻害する因子がある。

・遊離骨片が適正に除かれなければ治癒は遅延する。

・不適正な固定や修復期の過剰な運動は断裂部の連結を阻害し，嚢胞変
　性，偽関節形成をきたす。

・開放骨折の場合，感染があれば治癒が遅延する。感染巣は骨整復以前
　に除去する必要がある。

・カルシウム，リンの血清濃度異常，ビタミン欠乏，全身感染，糖尿病，
　血管傷害（図14-3 d, e）。

3. 骨粗鬆症

　骨粗鬆症は後天的に骨量の減少が起こり，骨が脆弱となり骨折しやす
くなる状態を言う。特定部位に限局することも，全身性のこともある。
骨粗鬆症の危険性は骨量のピークが低い人に増加するが，遺伝的，栄養
的，環境的要因が影響する。通常，骨量のピークは若年成人期だが，ピー
ク時の骨量が多いほど，骨粗鬆症の危険性は低下する。男女ともに20歳

代あるいは 30 歳代から, 骨形成よりも骨吸収が増大する。年 0.5％ずつ
骨量が減少するが, 最も顕著なのは椎骨と大腿骨で, 加齢に伴い骨折を
好発する。原発性骨粗鬆症は閉経後骨粗鬆症と老人性骨粗鬆症に分けら
れる。閉経後骨粗鬆症ではエストロゲンの欠乏により, 急速に骨吸収が
進行する。老人性骨粗鬆症では中年以降, 緩徐に骨量の減少が進む。骨
粗鬆症はステロイド治療, クッシング症候群, アルコール依存症, 糖尿
病, 長期臥床などの合併症としても生じる。喫煙や過度の飲酒は骨粗鬆
症のリスク因子である。

■症状

　骨粗鬆症では, 転倒や咳などの軽度の外力で骨折が生じることがあり,
骨折部位によって症状が異なる。骨粗鬆症の予後はどの骨が障害されて
いるかに依存する。

　椎骨の圧迫骨折では腰痛, 背部痛などの疼痛と, 椎骨の変形・短縮が
起こる。そのため, 身長の短縮, 背中が丸くなる円背が見られる。大腿
骨近位部骨折の原因の大部分は転倒である。骨粗鬆症による骨折は大腿
骨頸部や転子部に好発する。歩行障害, 寝たきり, 肺炎, 肺塞栓, 褥創
の原因となる。

　単純 X 線画像では骨量の 30〜40％ が失われてはじめて診断が可能と
なる。カルシウムやリン, アルカリホスファターゼのレベルは感度が低
い。現在は DXA（二重エネルギー X 線吸収）法による骨密度測定が診
断の基準となっている。

■予防, 治療

　薬物療法と生活習慣指導（骨折予防対策, 薬物服用継続, 食事からの
カルシウム, ビタミン D 摂取, 適切な運動など）がある。薬物としては
骨再吸収抑制薬, 骨形成促進薬が用いられる。前者にはビスホスホネー
ト, カルシトニン, エストロゲン, デノスマブなどが, 後者には PTH が

用いられる。2020 年には両者の作用を有するロモソズマブが使用可となった。

予防には骨量がピークから減少に移行する 30 歳以前からのカルシウムの摂取，ビタミン D の適正な補給，運動習慣が求められる。高齢になってからカルシウムやビタミン D 補充を開始しても効果は低い。

4. 変形性関節症

変形性関節症では，関節軟骨の変性に伴い，二次的に関節を形成する 2 つの骨の関節面に変形が生じ，円滑な運動が阻害される。日常，多く見られる関節障害の 1 つで，慢性の経過をとりながら，進行性である。特に荷重のかかる股関節，膝関節に好発する。

原因には一次性と二次性のものとがある。一次性のものはある素質を基礎として，関節の老化現象に機械的影響が加わって発生するものである。二次性のものは関節形態の異常，外傷，代謝異常など明らかな原因によって発生したものを指す。わが国では大部分が二次性で，女性に多い。

組織学的には関節軟骨の変性，菲薄化，その結果として骨および軟骨の増殖性変化や関節裂隙の狭小化が見られる。

■症状

障害された関節部の疼痛，可動域制限，跛行，二次的な筋萎縮が見られる。X 線写真上は①関節裂隙の狭小化，②軟骨下骨の硬化像，③嚢胞形成，④骨棘または骨縁堤形成，⑤骨の変形，亜脱臼，関節軸の偏位が見られる。

■治療

特別の根治療法はない。治療の主目的は疼痛を除去し，機能障害を防ぎ，病変の進展を遅らせることにある。

①基礎療法（体重軽減，補助具使用，運動荷重負荷レベルの調整など）

②理学療法（鎮痛効果を目的とした温熱療法，廃用性筋萎縮防止のための筋力強化訓練など）

③薬物療法（抗炎症剤，副腎皮質ホルモンやヒアルロン酸製剤の関節内注入）

④手術療法：上記が無効であった場合，疼痛や機能障害が強い場合に行う。（関節面の形成，骨切り術，人工関節置換術）

5. 腰痛症

腰痛症の原因には**表 14-1** に示すものがある。各種検査法によって原因を特定し，適した治療を行うことが望まれる。

治療法には保存的治療（生活指導，職業指導，温熱療法，体操療法，安静，薬物療法，硬膜外麻酔，骨盤牽引，装具療法など）と手術的治療（椎間板切除術，脊椎固定術，椎弓切除術など）がある。

6. 筋ジストロフィー[2]

大部分はジストロフィン遺伝子の異常による遺伝性筋疾患である。Duchenne 型と Becker 型が主なものである。前者は 3,500 出生に 1 人の割合で発生し，致死的な経過をたどる。Duchenne 型の症状は 5 歳までに顕在化し，10 歳代には車いすに依存し，以前は成人早期に死亡していたが，近年では 40〜50 歳代までの生存例もみられるようになった。Becker 型はより頻度が低く，経過はより良好である。

両病型に見られる筋組織の変化は類似しているが，Becker 型ではより軽度である。特徴は進行性の筋線維壊死で，回復の過程で線維化と脂肪組織に置換される。組織修復の過程を反映し，筋線維の大小不同や中心核が見られる。Duchenne 型，Becker 型とも心筋を侵し，さまざまな

表 14-1　腰痛症の原因

---

1. 内臓起因性
2. 血管起因性
　　　動静脈奇形
　　　脊髄梗塞
　　　血管腫
3. 神経起因性
　　　脊髄の炎症，腫瘍
　　　神経の圧迫
4. 脊椎起因性
　　　a）骨性圧迫によるもの
　　　　　1）外傷
　　　　　2）炎症
　　　　　3）腫瘍
　　　　　4）代謝性骨疾患
　　　b）骨変形によるもの
　　　　　1）脊椎分離症
　　　　　2）脊椎すべり症
　　　　　3）腰仙移行椎
　　　　　4）青年性亀背
　　　　　5）椎間関節の変形性関節症
5. 軟部組織起因性
　　　a）筋・筋膜性
　　　b）腰仙部捻挫
　　　c）椎間板障害：椎間板ヘルニア
6. 心因性

程度の心筋肥大や間質性線維化を認める。

■病態発生

　両病型とも X 染色体短腕 21 バンドに存在するジストロフィン遺伝子の機能喪失型変異によって生じる。ジストロフィンは巨大なタンパクで，骨格筋，心筋，脳，末梢神経に見られる。ジストロフィンは他タンパク

と結合して複合体を形成し，シグナル伝達を介して収縮時の筋細胞を安定化させる。この複合体の形成障害により，筋細胞は一過性の障害を受けやすくなり，カルシウムの流入が起こって細胞内のシグナルに異常をきたす。そのため筋組織には修復の間に合わない傷害が起こる。このタンパク複合体は心筋でも重要な役割を果たしており，機能障害により心筋症をきたす。

　ジストロフィン遺伝子は X 染色体の約 1% を占め，ヒト遺伝子中最大のものの 1 つである。その大きさのため，さまざまな異常が生じやすい。最も見られる変異は欠損で，フレームシフトと点突然変異がこれに次ぐ。Duchenne 型患者ではジストロフィンタンパクは完全に欠損し，Becker 型では減少を示す。筋ジストロフィーの重症度はジストロフィンタンパク量に逆相関する。

■症状

　症状はしばしば筋力低下による動作の低下や姿勢保持不能から始まる。症状は骨盤肢帯に始まり肩肢帯に波及する。腓腹筋の仮性肥大は初期の重要な症状である。増加した筋の体積は初期には肥大筋組織によるが，徐々に脂肪組織や線維化に置換される。心筋障害や線維化により心不全や不整脈が起こり，致死的である。中枢神経系には異常はないが，重症例では知能低下も見られる。10 歳未満では筋組織傷害を反映し，血清クレアチニンが上昇するが，筋組織の減少とともに低下する。死因は呼吸障害，心機能代償不全，肺炎である。

　Becker 型はより遅く，小児期後期から成人期に発症し，緩徐に進行する。多くの患者は正常の寿命を保つ。筋傷害よりも心症状が前面化することもある。進行を遅らせる試みとしてステロイド治療が行われることもある。

■治療

　現時点では根本的治療法はない。機能訓練や，関節拘縮予防のための理学療法，心不全・呼吸障害に対する対症療法が行われる。

　iPS 細胞を用いた治療法も研究されている。

7. 重症筋無力症[2]

　重症筋無力症は，アセチルコリン受容体に対する自己抗体により，運動終板のシナプス後アセチルコリン受容体が遮断されて生じる筋力低下を示す疾患である。頻度は 10 万人当たり約 23.1 人で，どの年代にも生じ，他自己免疫疾患と同様に女性に多い。患者血清を注射することにより動物に疾患モデルを作製できることからも循環血中の自己抗体が発症に重要であることがわかる。およそ 60％は胸腺過形成，30％は胸腺腫を合併する。こうした胸腺の病変は自己抗原への寛容を障害し，自己反応性のリンパ球を生じる。

■症状

　外眼筋の筋力低下による眼瞼下垂，複視が見られる。この症状は外眼筋や顔面神経を侵さない他の運動神経疾患と異なる。筋力低下の程度は，数分間にも増大する。特徴的なのは，筋を反復して電気生理的に刺激すると筋力低下が促進され，コリンエステラーゼ阻害薬の投与によって著明に改善することである。これらは診断に有用である。

■治療

　コリンエステラーゼ阻害薬，免疫抑制薬の投与や（胸腺病変のある患者では）胸腺切除が行われる。こうした治療により 80～90％で症状は改善する。

8.　廃用症候群

　寝たきりなど安静状態が長期にわたることから生じる，一連の心身症状を指す。筋萎縮，関節拘縮，褥瘡，骨萎縮，精神的合併症，括約筋障害などが生じる。超高齢社会を迎え，患者数が増加することは明らかである。原疾患の治療のみならず，上記の多彩な症状についてきめ細やかな対策（リハビリテーション，栄養管理など）が求められる。

引用文献

1）岡野栄之他（監訳）：オックスフォード生理学（原書 4 版），p 389，丸善，2016
　　HUMAN PHYSIOLOGY, 3rd edition, G. Pocock et al, 2006
　　Reproduced with permission of the Licensor through PLSclear.
　　Arranged through Japan UNI Agency, Inc., Tokyo
2）Kumar V et al：Robbins Basic Pathology 10th ed, Elsevier, Philadelphia, 2017
　　Reprinted from ROBBINS BASIC PATHOLOGY, 10th edition, Kumar, Abbas,
　　Aster, Copyright（2017），with permission from Elsevier.
　　Arranged through Japan UNI Agency, Inc., Tokyo

参考文献

・青笹克之（総編集），加藤光保，菅野祐幸（編）：解明病理学—病気のメカニズムを解く 第 3 版，医歯薬出版，2017

15 | 生殖機能の障害

長嶋洋治

《**目標＆ポイント**》
生殖とは同種の新世代の個体を産生する能力であり，生物にとって基本的な
機能の1つである。この機能に関係する生殖器官（子宮，卵巣，乳腺，精巣，
前立腺）の主な疾患，生殖行動の障害である性機能障害について学ぶ。
《**キーワード**》　子宮がん，卵巣腫瘍，乳腺炎，乳がん，精巣腫瘍，前立腺がん，
性機能障害

1．女性生殖器の疾患

（1）正常構造

　女性生殖器は左右一対の卵巣，卵管および子宮，腟からなる（図 15-1）。

　卵巣には卵細胞があり，28〜31 日周期で1回排卵される。卵巣から排卵された卵細胞は卵管に入り，子宮に向かう。その途中，精子と遭遇すると受精し，正常妊娠では子宮内腔に着床する。

　子宮は体部と頸部に分けられる。体部内面は内膜に覆われる。内膜は単層円柱上皮から成る内膜腺と子宮内膜固有の間質から成る。

　子宮内膜は卵巣に由来する女性ホルモンの支配下にあり，増殖，分泌を行い，月経周期を形成する。増殖期にはエストロゲン，分泌期にはプロゲステロンの作用を受ける。頸部は重層扁平上皮に覆われる。ヒトパピローマウイルス（human papilloma virus：HPV）感染の標的となり，異形成を経て子宮頸がんを発生する。

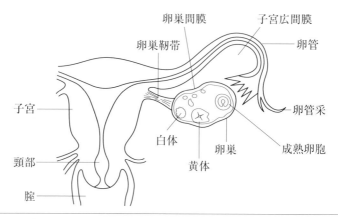

図 15-1　卵巣，卵管，および子宮の位置関係
（引用文献 1. p707 図 33.10 より転載）

（2）子宮がん[2]

子宮がんは子宮頸がんと子宮体がんとに大別される。両者は同じ臓器に発生するがんでありながら，大きく異なる性質を持つ。

a）子宮頸がん

子宮頸がんの大部分は HPV 感染から発生する。発生の過程では内頸部の円柱上皮が扁平上皮化生を示し，これに HPV が感染する。感染の大部分は一過性で，急性あるいは慢性炎症を起こした後消失する。一部では感染は持続し，前がん病変である異形成［頸部上皮内腫瘍（cervical intraepitherial neoplasm：CIN）］となる。異形成には HPV の感染が見られる。がんに進行するリスクが高いのは，性交開始年齢が低い，現在，または過去に多数の性的パートナーがいた男性のパートナーを持っている，高リスクの HPV 属の感染がある場合である。HPV のなかでも HPV16 と HPV18 の発がんリスクが高いが，これらの感染のみでは発がんには不十分である。

■異形成（cervical intraepithelial neoplasia：CIN）

　HPV による発がん過程は CIN と呼ばれる前がん病変から始まるが，完成されたがんになるには多くの年数を要する。CIN は 30 歳代に多く，浸潤がんは 45 歳近辺にピークがあることもこれを裏付ける。CIN は軽度異形成（CIN1）に始まり，中等度異形成（CIN2），高度異形成から上皮内がん（CIN3）へと進行する。

　しかし，初診時に高度異形成と診断される場合もある。一般にグレードが高いほど，がんへ進行する頻度は高いが，時に自然消退する例もある。患者の管理の方針はフォローか外科的切除かである。最近上記の 3 段階分類は 2 段階分類に移行しつつあり，軽度異形成（CIN1）を low-grade squamous intraepithelial lesion（LSIL），中等度異形成（CIN2）と高度異形成（CIN3）を high-grade squamous intraepithelial lesion（HSIL）と称している。

　LSIL の治療と HSIL のフォローの違いは，両者の自然史の相違による。こうした前がん病変は肉眼で確認できる前に，細胞像に反映されるため，細胞診で診断できる。異形成の早期発見に子宮頸部から剝離，搔爬した細胞を観察するパパニコロウ試験は有用である。パパニコロウ試験の普及により，子宮頸がんの死亡数は著減した。逆に異形成の診断数は増加している。

　最近導入された HPV6，11，16，18 に対するワクチンは罹患数減少への貢献が期待される。しかしすでに感染してしまっている女性に対して子宮頸がんの発症予防効果はない。

　CIN は無症状で，パパニコロウ試験陽性所見から診断される。LSIL の場合は慎重にフォローが行われ，HSIL では円錐切除などの手術が行われる。また HSIL の患者では生涯にわたってフォローアップ細胞診が行われる。HPV 感染により，子宮頸部の他，外陰部や腟のがんリスクを

有しているためである。

■浸潤がん

　最も多い組織型は扁平上皮がん（75％）で，腺がんと腺扁平上皮がん（20％）がこれに次ぐ。これらは HPV の感染によって起こされる。最近，腺がんの頻度が増加し，扁平上皮がんの頻度が低下している。これはパパニコロウ試験が腺系病変の検出に適していないためである。

　扁平上皮がんのピークは 45 歳で，異形成のピークから 10〜15 年後である。異型性から浸潤がんへの進行は予測困難で，HPV 感染に加え，LKB などのがん遺伝子変異に依存する。進行の危険因子は喫煙や HIV 感染が含まれるが，後者は進行の抑制に免疫監視機構が重要であることを示唆している。こうした情報は進行の予測には有用だが，頻回の検診こそが最も信頼できる検出方法である。

　浸潤性子宮頸がんは長年，細胞診を受けていなかった女性に多く見られる。こうした症例では腟出血，膿性帯下，性交時痛や排尿障害などの症状が現れてから受診することが多い。治療には子宮全摘，リンパ節郭清が行われるが，微小浸潤の場合は円錐切除術が行われることもある。致死率は病期と相関する。進行期の患者は遠隔転移よりむしろ局所の進行を伴い死亡する。特に，尿路閉塞による腎不全は死因として多い。

b）子宮体がん

　欧米では，子宮体がんは女性生殖器のがんとしては最も多い。55〜65 歳に最も多く，40 歳前にはまれである。子宮体がんは類内膜がんと漿液がんに大別される。類内膜がんは閉経期前後の女性に多く，エストロゲン過剰と内膜過形成に関係して発生する。一方，漿液がんはより高齢の，閉経後の女性に内膜萎縮を背景に発生する。前者が子宮体がんの 80％を占める。組織学的に正常子宮内膜に類似するため，類内膜がんと呼ばれる。類内膜がんの危険因子は①肥満，②糖尿病，③高血圧，④不妊，⑤

過剰なエストロゲン刺激である。これらはエストロゲン過剰状態をきたし，内膜過形成を起こす。実際，エストロゲン補充療法やエストロゲン産生性卵巣腫瘍は類内膜がん発生のリスクを高める。また，女性ホルモン依存性の強い乳がんとの合併も見られる。

■**症状**

類内膜がんは閉経後の女性に膿性帯下や不正性器出血で発症する。進行にしたがい，子宮は腫大し，周囲組織への浸潤から固定される。転移は緩徐だが，放置すれば，全身に広がる。早期がんは治療により5年生存率は90%だが，進行にしたがい低下する。漿液がんの予後は手術時の病期と腹腔細胞診所見による。早期から卵管を逆流し，腹膜播種をきたす可能性を持つためである。

（3）卵巣腫瘍[2]

卵巣腫瘍には3種類の発生母細胞があるため，組織型は多彩である。すなわち卵巣表層細胞，多分化胚細胞，性索-間質細胞で，各々多彩な腫瘍を発生する。

表層細胞由来腫瘍が最も多く，卵巣悪性腫瘍の90%を占める。胚細胞腫瘍と性索-間質腫瘍は悪性腫瘍では10%にすぎない。

■**症状**

表層上皮由来腫瘍は大型化して局所症状（疼痛，消化管症状，排尿障害）をきたすまでは，無症状のまま経過する。全卵巣腫瘍の約30%は婦人科検診で偶然発見される。通常見られる大型腫瘍は腹部膨満感をきたし，奇形腫のような小型腫瘍は捻転によって腹痛をきたす。播種によって腹水が生じるが，ホルモン産生性腫瘍は内分泌症状が診断の契機となる。

残念ながら卵巣腫瘍の治療成績は満足できるものではない。早期発見

のためのスクリーニングが重要だが，適当な腫瘍マーカーがない。腫瘍マーカーの 1 つ CA125 は大型になるまで上昇せず，早期発見に役立たないことがある。また，良性腫瘍で上昇することもある。治療に対する反応のモニターには有効である。

2. 乳腺の疾患

（1）正常構造

　乳腺は乳汁を分泌する外分泌腺で，その分泌口は乳頭である。哺乳類では腋窩から鼠径部に至る，いわゆるミルクライン上に左右 5〜7 対の乳頭が並ぶが，ヒトでは前胸部の 1 対のみが遺残する（**図 15-2**）。下垂体

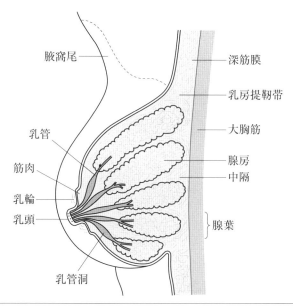

図 15-2　妊娠時の乳腺の断面図
（引用文献 1．p750 図 34.18 より転載）

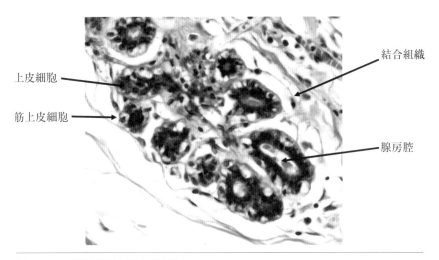

上皮細胞

筋上皮細胞

結合組織

腺房腔

図 15-3　成熟乳腺腺房の組織図

　前葉ホルモンのプロラクチンは妊娠時に乳腺の成長と成熟を促し，乳汁
分泌に備える作用を持つ。
　組織学的には乳管と小葉から成る。両者は腺腔上皮と筋上皮の2種類
の上皮に覆われている。筋上皮は収縮能を有し，乳汁の分泌を促進する
（図 15-3）。

（2）乳腺炎

　乳腺の炎症は疼痛や圧痛をきたす。乳汁うっ滞による乳腺炎から外傷
性乳腺症まで含まれるが，乳がんを発生する危険性はない。
　急性乳腺炎は細菌により起こる。通常は乳管を介しての黄色ブドウ球
菌感染による。多くは授乳期早期の乳頭や皮膚が傷つきやすい時期に起
こる。黄色ブドウ球菌感染により通常の急性炎症が，膿瘍形成を伴い生
じる。

　乳管拡張症（形質細胞性乳腺炎）は分泌物による閉塞で生じ，細菌感染を伴わない。乳管拡張や破綻により周囲に炎症が起こり時に腫瘤や乳頭の陥凹などがんに類似した症状を認める。これらは 40〜60 歳に見られる。

（3）乳がん[2]

　2017 年には，本邦では 10 万人が罹患した。女性では第 1 位である。過去 30 年で乳がんの死亡率が低下したのはスクリーニングの普及による。
　危険因子には以下のものがある。
　年齢：40 歳代後半から 60 歳代後半にかけ罹患率が高い。
　地理的因子：国別に頻度と死亡率は大きく異なる。北米と北欧ではアジアやアフリカに比して高い。例えば米国では罹患，死亡率は日本の 5 倍である。これは遺伝因子より環境因子の問題と考えられている。乳がんの少ない国から多い国への移民が高い発症率を示した例があり，食事，生殖活動，授乳習慣などの変化によるものと考えられている。
　民族：非ヒスパニック系白人の罹患率が最も高い。しかし，ヒスパニックとアフリカ人の女性は若くして罹患しやすく，悪性度が高い。この矛盾は生活パターンや医療機関への受診傾向の相違によると考えられている。
　他の危険因子：エストロゲン補充療法などのような外因性エストロゲンに長期間曝露されているとリスクが増加する。放射線照射はリスクを高める。乳がんのスクリーニングのために行うマンモグラフィー程度の放射線ではリスクは上がらない。
　他にはアルコール，脂肪の高い食事，肥満（脂肪組織に由来する高エストロゲンへの曝露）などがあげられている。

■発症機構

発症機構は完全に解明されていないが，①遺伝子，②ホルモンの影響，③環境因子がかかわっている。

遺伝子：がん遺伝子とがん抑制遺伝子の異常が乳腺上皮に生じる。最もよく研究されているのは *HER2/NEU* で，30％もの浸潤性乳がんで異常を示す。この遺伝子は EGFR ファミリーに属し，予後不良症例で過剰発現する。*RAS* や *MYC* 遺伝子の増幅も報告されている。変異の知られたがん抑制遺伝子には *RB* と *TP53* がある。他にも多くの遺伝子異常があり，乳がんを多彩なものにしており，治療法にも影響する。

乳がんの約10％は胚細胞レベルの遺伝子異常が関与している。こうした女性では卵巣がんの合併が多く，乳がんは両側性で，閉経以前に発生する傾向にあることが知られている。遺伝性乳がんの 1/3 は *BRCA1*（17q21.3）遺伝子または *BRCA2*（13q12-13）の異常による。*BRCA1* と *BRCA2* は共通の DNA 修復機構に関与していると考えられている。このほか，乳がんを発生しやすい症候群としてリーフラウメニ症候群（*TP53* 遺伝子の胚細胞変異による），カウデン症候群（*PTEN* 遺伝子の胚細胞変異による），などがある。

■症状

乳がんは硬い，可動性ある孤立性腫瘤として発見される。臨床的に気づいた時点では 2〜3 cm 台となりリンパ節転移をきたしているのが50％である。マンモグラフィーにより触知される以前の段階で発見できる。マンモグラフィーで発見し得る乳がんは 1 cm 径以下で，有転移症例はわずか15％である。加えて非浸潤がんが発見されることもある。

乳がんは血行性，リンパ行性転移を示すが，外側または中心部の症例は最初に腋窩リンパ節転移を示す。内側の症例は内側乳腺動脈に沿ったリンパ節に転移する。

　転移先としては肺，骨，肝，副腎，脳があげられる。予後は病期に依存する。腫瘍の大きさと浸潤度，リンパ節転移の有無，遠隔転移，組織学的悪性度は予後因子である。特殊型（管状，粘液，髄様がん）は通常型の乳管がんより予後良好である。

■治療

　腫瘍を含む乳腺組織の切除が行われる。最近では乳腺全摘の他，術後の美容を意識した乳腺部分切除術が行われるようになった。従来は，腋窩リンパ節郭清が行われていたが，最近では術中にセンチネルリンパ節（がん組織からリンパ流が最初に流入するリンパ節）生検が行われ，転移の有無が術中迅速診断で検索される。転移を認めなければ，それ以上のリンパ節郭清は行わない。術後の追加治療として，女性ホルモン受容体が発現している症例には抗女性ホルモン療法，*HER2/NEU* の増幅している症例では分子標的治療が行われる。乳がんは遺伝子発現プロファイルにより，以下の 4 群に分けられる。①女性ホルモン受容体-陽性，HER2/NEU-陰性，②女性ホルモン受容体-陽性，HER2/NEU 過剰発現，③HER2/NEU-陽性 HER2/NEU 過剰発現，女性ホルモン受容体-陰性，④女性ホルモン受容体-陰性，HER2/NEU-陰性。これらは異なる予後を持ち，治療法が異なる。女性ホルモン受容体陽性，HER2 増幅の乳がんには各々抗女性ホルモン療法，分子標的治療が有効であり，陰性であれば無効であることが予想される。

3. 精巣の疾患

（1）正常構造

　精巣は白膜と言う硬く厚い膜で包まれ，内部には精細管が折りたたまれて入れられている（**図 15-4**）。精細管壁には造精細胞とセルトリ細胞とがある。前者は減数分裂を経て精子を形成する。後者は精子形成を支

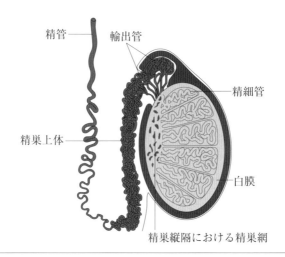

精管 — 輸出管

精細管

精巣上体 —

白膜

精巣縦隔における精巣網

図 15-4　精巣, 精巣上体, 精管の位置関係
（引用文献 1. p700 図 33.2 より転載）

持する。精細管間の間質にはライディッヒ細胞が見られ，男性ホルモン（アンドロゲン）を産生する（**図 15-5**）。

（2）精巣腫瘍[2]

　精巣腫瘍は男性 10 万人中 6 人に発生する。15～34 歳でピークを示すが，この時点での男性の腫瘍としては最多である。精巣腫瘍は多彩で，胚細胞腫瘍や性索間質腫瘍を含む。思春期以降の精巣腫瘍の 95％は胚細胞腫瘍で，大部分が悪性である。

　精巣腫瘍の原因は不明で，白人に多く，増加傾向にある。停留精巣（睾丸）では 3～5 倍，精巣腫瘍のリスクが増す。アンドロゲン不応性症候群や性腺異形成などでは精巣腫瘍が増加する。同胞に精巣腫瘍があると 8～10 倍リスクが増す。

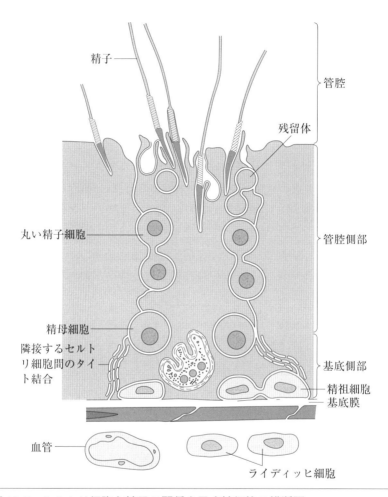

精子

残留体

管腔

管腔側部

丸い精子細胞

精母細胞

隣接するセルト
リ細胞間のタイ
ト結合

基底側部

精祖細胞
基底膜

血管

ライディッヒ細胞

図 15-5　セルトリ細胞と精子の関係を示す精細管の横断図
（引用文献 1.　p701　図 33.4 より転載）

　片側に腫瘍が発生すると対側も発生するリスクが高まる。12番短腕の相同染色体i（12p）は組織型に関係なく多くの胚細胞腫瘍で見られる。リスクのある精巣は正常に見えても精細管内腫瘍を有することがある。精巣胚細胞腫瘍はセミノーマと非セミノーマ胚細胞腫瘍に大別される。セミノーマは精巣腫瘍の50％を占める。

■症状

　多くは痛みを伴わない精巣の腫大により気づく。セミノーマとそれ以外の胚細胞腫瘍（非セミノーマ）では生物学的態度と臨床経過が異なる。セミノーマは長期間，精巣にとどまり，気づくまでに巨大化する。転移は腸骨や腰部大動脈周囲リンパ節に見られる。血行性転移は末期に起こる。これに対し，非セミノーマ性胚細胞性腫瘍は早期にリンパ行性および血行性転移をきたす。血行性転移は肺，肝に多い。腫瘍マーカーの測定は組織型の推測と病勢のモニターに有用である。ヒト絨毛性ゴナドトロピン（human chorionic gonadotropin：hCG）は絨毛がんおよび絨毛がん成分を含む混合性腫瘍でも上昇が見られる。αフェトプロテイン（alpha-fetoprotein：AFP）は卵黄嚢腫瘍成分のある症例で上昇する。乳酸脱水素酵素（lactate dehydrogenase：LDH）は腫瘍の体積と正相関する。

■治療

　腫瘍生検は腫瘍を散布する危険性があり，通常は行われない。精巣腫瘍の大部分は悪性との前提から，精巣摘除が行われる。

　精巣胚細胞性腫瘍の治療は著しく進歩した。セミノーマは放射線治療によく反応し，長期間精巣にとどまることから予後良好である。95％を超える早期の患者は治癒する。非セミノーマ性胚細胞性腫瘍の予後は組織型に影響されるが，一群として治療される。約90％は集中的な化学療法により治癒する。純型の絨毛がんは予後不良だが，混合型胚細胞性腫瘍の一部である場合は予後に影響しない。再発の多くは治療後2年以内

に，遠隔転移の形で起こる。

4. 前立腺の疾患

（1）正常構造

　前立腺は膀胱頸部に位置し，尿道を襟巻き状に囲む（**図 15-6**）。前立腺は精液の構成成分を合成分泌し，精子に運動能を与える機能を有する。組織学的には腺上皮と基底上皮の 2 種類の上皮から成る。前立腺がんでは，この上皮の二層性が失われる。間質には平滑筋が豊富に見られる。

　加齢によるホルモン環境の変化で，前立腺は肥大し，尿道を圧迫する。

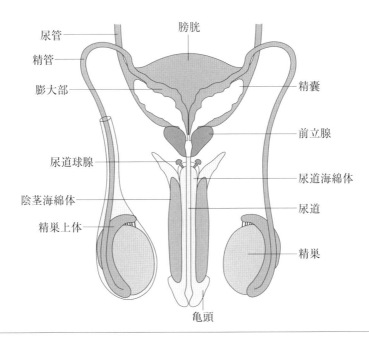

図 15-6　男性生殖器系
　（引用文献 1．p700 図 33.2 より転載）

このため，尿の出が悪く，尿流に勢いがなくなり，切れが悪くなる。残尿のため頻繁に排尿するようになる（頻尿）。また排尿障害のため，膀胱炎を起こしやすい。前立腺肥大症に対しては経尿道的前立腺切除術が一般的である。

（2）前立腺がん[2]

前立腺がんの多くは50歳代以降に発生する。2018年の米国において一生のうち前立腺がんと診断される危険性は約11％であり，前立腺がんでの生涯死亡リスクは2.5％である。

最近はスクリーニング法の確立により，死亡数の減少が見られる。しかし，症例によって生物学的態度が大きく異なり，病理解剖で偶発的に見つけられる症例もある。今後はいかに予後不良な症例を選別していくかが課題となる。

前立腺がんの発生にはアンドロゲン，遺伝因子，環境因子の関与が示唆される。アンドロゲンによって前立腺がんの増殖が刺激され，初期には抗アンドロゲン療法が有用なこともある。

わが国から米国に移住した移民のなかで前立腺がんの頻度が増加することなどから環境因子の関与が示唆されている。

後天性の体細胞遺伝子変異の関与も示唆されている。アンドロゲンにより *TMPRSS2* 遺伝子のプロモータ刺激が報告されているが，本遺伝子はETSファミリー転写因子をコードし，前立腺がんの40〜50％では *TMPRSS2-ETS* 融合遺伝子が形成されている。他にはPI3K/AKTシグナル経路で，PI3K活性を抑える *PTEN* の変異が報告されている。

■症状

一部の症例は前立腺肥大症に対する前立腺切除の際に偶然発見される。前立腺がんの70〜80％は外腺から発生し，直腸指診で硬結として触

知される。しかし多くの症例は小型で，前立腺特異抗原（prostate spe-cific antigen：PSA）上昇から行われる針生検で発見される。

　前立腺の周辺に発生するため，前立腺肥大症と異なり，排尿障害をきたすのはまれである。局所進行症例では精囊，尿道周囲，前立腺周囲脂肪組織，膀胱，直腸に浸潤する。末期には体幹を中心とした骨に転移し，骨形成性転移を示す。放射線画像的に，早期のがんを発見することは困難である。

　腫瘍マーカーである PSA の血中濃度測定はスクリーニングに有効だが，正常前立腺上皮からも分泌されるため，偽陽性もある。PSA はセリンプロテアーゼで，射精後の凝固物を分解する役割を持つ。多くの検査室では 4 ng/mL 以下を正常，4〜10 ng/mL をグレイゾーン，10 ng/mL 以上を異常としている。PSA 測定により多くの早期前立腺がんが発見されるが，その多くは増殖が緩徐で，治療を要しないものである。また治療の影響により勃起障害や排尿障害も経験される。PSA は臓器特異的だが，がん特異的マーカーではない。前立腺肥大症，前立腺炎，射精後などでも上昇する。臓器限局性前立腺がんでは PSA は 4.0 ng/mL 以下であることがある。こうしたことから PSA 値の解釈は難しい。前立腺が肥大すると PSA は上昇するので，前立腺の体積を考慮することも必要である。年齢にしたがい PSA は上昇する。また PSA の推移を見ることは重要である。前立腺がん患者では PSA は短期間に上昇する。血清中の PSA の大部分はタンパクと結合し，わずかなものが遊離している。遊離型 PSA が全 PSA に対する比は前立腺がん患者のほうが，良性前立腺疾患患者よりも低い。がんと診断されたら，PSA の推移は治療効果の判定に有用である。たとえば，限局性の前立腺がんに対し行われた手術後に PSA が増加してきたら，再発または転移が示唆される。

■治療

　限局している前立腺がんに対しては根治的前立腺摘除術や放射線照射・密封小線源療法が行われる。根治的前立腺摘除後の予後は病理学的病期，断端の状態，グリソン分類に依存する。グリソン分類，臨床病期，血清 PSA 値は放射線照射後の予後推測に重要である。多くの前立腺がんは緩徐に進行するので，高齢者，他疾患を合併している患者，若年でもがんが小型で，グレードが低い場合は慎重な経過観察が行われる。進行症例では精巣摘除や抗アンドロゲン治療が行われる。抗アンドロゲン治療は一時的に寛解をもたらすが，アンドロゲン非依存性がん細胞が増殖し，進行する。

5. 性機能障害

　性機能障害とは，精神的，状況的，身体的なさまざまな要因から性交に支障をきたす状態を指す。性別によってさまざまな原因がある。治療には多方面からのアプローチが必要である。

引用文献

1) 岡野栄之他（監訳）：オックスフォード生理学（原書 4 版），p 389，丸善，2016
HUMAN PHYSIOLOGY, 3rd edition, G. Pocock et al, 2006
Reproduced with permission of the Licensor through PLSclear.
Arranged through Japan UNI Agency, Inc., Tokyo
2) Kumar V et al：Robbins Basic Pathology 10th ed, Elsevier, Philadelphia, 2017
Reprinted from ROBBINS BASIC PATHOLOGY, 10th edition, Kumar, Abbas,
Aster, Copyright（2017），with permission from Elsevier.
Arranged through Japan UNI Agency, Inc., Tokyo

参考文献

・青笹克之（総編集），加藤光保，菅野祐幸（編）：解明病理学—病気のメカニズムを解く　第 3 版，医歯薬出版，2017

索引

●配列は五十音順

分担執筆者紹介

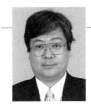

田城　孝雄 (たしろ・たかお)
・執筆章→4・10

1956 年	青森県八戸市に生まれる
1980 年	東京大学医学部保健学科卒業（保健学士）
1980 年	東京大学医学部医学科学士入学
1984 年	東京大学医学部医学科卒業（医学士）
1988 年	東京大学医学部附属病院内科学第一講座助手
1990 年	米国 Michigan 大学内科 Research Fellow
1997 年	東京大学医学部附属病院医療社会福祉部助手
2000 年	東京大学より「ヒスタミン H2 受容体のリガンド認識機構の研究―非競合的拮抗薬の理論的創薬―」にて博士（医学）の学位授与
2002 年	日本医師会総合政策研究機構主任研究員
2003 年	順天堂大学医学部公衆衛生学講座講師
2007 年	順天堂大学医学部公衆衛生学講座准教授
2011 年	順天堂大学スポーツ健康科学部健康学科教授
2012 年	放送大学教養学部教授（現在に至る）
専門分野	内科，公衆衛生学，地域包括ケア，医療提供体制，医療連携，地域再生，まちづくり
主な著書	『在宅医療ハンドブック』（編者・共著　中外医学社，2001） 『がんの在宅医療』（編者・共著　中外医学社，2002） 『21 世紀の医療連携』（編者・共著　日総研，2004） 『在宅医療ガイドブック』（編者・共著　中外医学社，2008） 『日本再生のための医療連携』（編者・共著　スズケン，2012） 『感染症と生体防御』（編著・共著　放送大学教育振興会，2013） 『地域医療連携・他職種連携（スーパー総合医）』（編著・共著　中山書店，2015） 『まちづくりとしての地域包括システム―持続可能な地域共生社会をめざして』（編著・共著　東京大学出版会，2017）

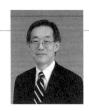

山内　豊明（やまうち・とよあき）

・執筆章→5・11・13

1985 年	新潟大学医学部医学科卒業，医師免許取得
1991 年	同大学院博士課程修了，医学博士
	内科医・神経内科医として通算 8 年間の臨床経験の後
1993 年	カリフォルニア大学医学部勤務
1996 年	ペース大学看護学部卒業，米国・登録看護師免許取得
1997 年	同大学院看護学修士課程修了，米国・ナース・プラクティショナー免許取得
1998 年	ケース・ウェスタン・リザーブ大学大学院博士課程修了，看護学博士
1999 年	看護師，保健師免許取得
2002 年	名古屋大学大学院医学系研究科　基礎・臨床看護学講座　教授
現在	放送大学教授（2018 年より），名古屋大学名誉教授
専攻	看護アセスメント学
主な著書	Conceptual Models of Nursing, Global Perspectives. (5th Ed)（共著　Perason Education）

フィジカルアセスメント　ガイドブック　第 2 版（単著　医学書院）

フィジカルアセスメント　ワークブック（単著　医学書院）

フィジカルアセスメント　ナースに必要な診断の知識と技術　第 4 版（共著　医学書院）

フィジカルアセスメント　症状編（単著　エス・エム・エス）

フィジカルアセスメント　技術編（単著　エス・エム・エス）

呼吸音聴診ガイドブック（単著　医学書院）

まるごと図解　心電図の見かた（単著　照林社）

高齢者のヘルスアセスメント：自立生活支援への評価と解釈（監訳　西村書店）

訪問看護アセスメント・プロトコル（監修・共著　中央法規出版）

ベイツ診察法　第 3 版（共監訳　MEDSi）

ベイツ診察法　ポケットガイド　第 4 版（翻訳　MEDSi）

聞く技術　答えは患者の中にある　第 2 版（監訳　日経 BP 社）

看護必要度～看護サービスの新たな評価基準　第 8 版（共著　日本看護協会出版会）

アエラムック　看護学がわかる（共著　朝日新聞社）

JCAHO 医療における質改善入門（翻訳　医学書院）

クリティカル・パス（翻訳　文光堂）

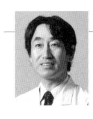

長嶋　洋治 (ながしま・ようじ)

・執筆章→ 12・14・15

1961 年	神奈川県に生まれる。
1985 年	横浜市立大学医学部卒業
1989 年	横浜市立大学大学院医学研究科終了
1989 年～	横浜市立大学医学部病理学講座助手（1990 年～91 年　米国カリフォルニア大学サンディエゴ校留学）
1993 年～	横浜市立大学医学部講師
1999 年～	横浜市立大学医学部助教授
2005 年～	公立大学法人横浜市立大学医学部准教授
2014 年～現在	東京女子医科大学病院病理診断科教授兼診療部長
専攻	人体病理学，腫瘍病理学，医学教育学
主な著書	腫瘍病理鑑別診断アトラス　腎癌（編集　文光堂） 正常画像と比べてわかる病理アトラス改訂版（編集　羊土社） 外科病理学（分担執筆　文光堂）
受賞歴	2001 年　日本病理学会学術奨励賞 2002 年　日本病理学会学術研究賞 2021 年　日本病理学会診断病理学賞受賞 Best Doctors in Japan 2022-2023 認証

編著者紹介

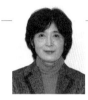

岡田　忍（おかだ・しのぶ）
・執筆章→1・2・3・9

1959 年	新潟県に生まれる
1981 年	千葉大学看護学部卒業
1983 年	千葉大学大学院看護学研究科修士課程修了
1998 年	東京医科歯科大学医学系研究科博士課程修了
現在	千葉大学大学院看護学研究院教授・博士（医学）
専攻	基礎看護学，感染看護学
主な著書	微生物学・感染看護学（編著　医歯薬出版）
	看護治療学の基本（共著　ライフサポート社）
	ナーシンググラフィカ健康の回復と看護（3）：造血機能障害／免疫機能障害（共著　メディカ出版）
	ナーシンググラフィカ疾病の成り立ち（1）：病態生理学（共著　メディカ出版）
	在宅看護学（共著　南江堂）
	在宅人工呼吸器ポケットマニュアル（共著　医歯薬出版）

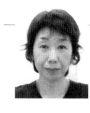

佐伯　由香（さえき・ゆか）　　　　　　　　　・執筆章→6・7・8

1958 年	愛媛県に生まれる
1981 年	千葉大学看護学部看護学科卒業
1989 年	筑波大学大学院博士課程修了
現在	愛媛大学大学院教授・医学博士
専攻	生理学
主な著書	新・看護生理学テキスト（編集　南江堂）
	トートラ人体解剖生理学（共訳　丸善）
	イラストレイテッド生理学（共訳　丸善）
	人体の構造と機能（編集　医歯薬出版）
	人体解剖生理学（共著　メディカ出版）
	呼吸機能障害／循環機能障害（編集　メディカ出版）

放送大学教材　1710176-1-2111（テレビ）

改訂版　疾病の成立と回復促進
―人体の構造と機能及び疾病Ｂ―

発　行　　2021 年 3 月 20 日　第 1 刷
　　　　　2023 年 1 月 20 日　第 3 刷
編著者　　岡田　忍・佐伯由香
発行所　　一般財団法人　放送大学教育振興会
　　　　　〒105-0001　東京都港区虎ノ門 1-14-1　郵政福祉琴平ビル
　　　　　電話 03（3502）2750

Printed in Japan　ISBN978-4-595-32260-0　C1347